症例でわかる
足関節・足部のMRI

すぐに役立つ撮り方・読み方のポイント

東京歯科大学市川総合病院放射線科
小橋由紋子

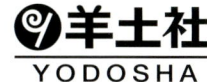

謹告

　本書に記載されている診断法・治療法に関しては，発行時点における最新の情報に基づき，正確を期するよう，著者ならびに出版社はそれぞれ最善の努力を払っております．しかし，医学，医療の進歩により，記載された内容が正確かつ完全ではなくなる場合もございます．

　したがって，実際の診断法・治療法で，熟知していない，あるいは汎用されていない新薬をはじめとする医薬品の使用，検査の実施および判読にあたっては，まず医薬品添付文書や機器および試薬の説明書で確認され，また診療技術に関しては十分考慮されたうえで，常に細心の注意を払われるようお願いいたします．

　本書記載の診断法・治療法・医薬品・検査法・疾患への適応などが，その後の医学研究ならびに医療の進歩により本書発行後に変更された場合，その診断法・治療法・医薬品・検査法・疾患への適応などによる不測の事故に対して，著者ならびに出版社はその責を負いかねますのでご了承ください．

序

　毎年，誰もが何らかの依頼原稿や学術論文を発表していると思うが，私の場合，その都度所属先が変わっていることが多い．学会で「先生，また職場が変わったのですか（笑）？」が挨拶であったりする．自分の意志で頻繁に異動しているわけではないが，本や雑誌に掲載されている自分の所属を眺め「そういえば，この時期あの病院にいたなぁ」と思い出にひたったりと，それはそれで楽しいものである．

　今回は東京歯科大学市川総合病院放射線科で作り上げた一冊である．症例集であるが，症例の説明の前にマクロの解剖，MRI解剖（横断，冠状断，矢状断すべて），神経の走行など，類をみないほど多く掲載しているのが特徴である．これは足の解剖がよくわからないから読影をするのが苦手だ，という多くの放射線科医の声を汲み取って作っている．マクロの解剖が加わることより，MRIの画像をより頭の中で三次元化できると信じている．さらに当院では骨軟部腫瘍の症例が非常に多いため，本書でも『腫瘍性病変』の章は充実した内容になっている．足には稀な腫瘍に関しては，参考として他の領域に存在する腫瘍を掲載しているため，一般的な骨軟部腫瘍の調べ物をするのにも役に立つと思われる．

　『外傷』の章では，特に靱帯損傷のバリエーションを展開し，正常と異常の境界線が明確になるように心がけた．また，普段あまり意識することがないと思われる足根骨の小さな骨間靱帯についても言及している．

　日本語表現が混同している"付着部炎"と"付着部症"，"腱炎"と"腱症"などについても誤解がないように解説した．痛風やピロリン酸カルシウム結晶沈着症など，好発部位や所見が類似している場合は同じ関節で画像が比較できるようにした．

　画像は主にMRIを中心に掲載しているが，単純X線写真（もしくはCT）の方が正確な診断ができる場合は「MRIは不要」と書いてある．これは，あまりMRIだけみて診断するな，という啓蒙の意味もある．文章は短く，なるべく簡潔に書くことを心がけた．

　本書執筆にあたり，東京慈恵会医科大学放射線医学講座の福田国彦教授はもとより，東京歯科大学市川総合病院放射線科の仲間たちには，通常の仕事から，症例集め，その他何から何まで本当にお世話になっており，感謝してやまない．当院放射線技師の皆様も，いつもクオリティの高い画像を提供していただいており，厚く感謝を申し上げる．最後に，出版にあたりご尽力をいただいた羊土社の杉田真以子氏，嶋田達哉氏にも厚くお礼申し上げる．

2014年5月

　　　　　　　　　　　　　　　　　　　　　　　　　　　　小橋　由紋子

症例でわかる 足関節・足部のMRI
すぐに役立つ撮り方・読み方のポイント

Contents

- 序
- 読影に活かす！ 足関節・足部の解剖アトラス ……… 8
- MRIでみる正常解剖アトラス ……… 12

第1章 靱帯損傷

- 01 前距腓靱帯損傷 ……… 20
- 02 踵腓靱帯損傷 ……… 23
- 03 前脛腓・後脛腓靱帯損傷 ……… 26
- 04 三角靱帯損傷 ……… 28
- 05 二分靱帯損傷 ……… 30
- 06 リスフラン靱帯損傷 ……… 32

第2章 腱の損傷

A 後脛骨筋腱

- 01 後脛骨筋腱損傷, 後脛骨筋腱鞘炎, 後脛骨筋腱炎/腱症 ……… 34

B 長母趾屈筋腱

- 01 狭窄性腱鞘炎 ……… 37
- 02 交差部腱鞘炎 ……… 39

C 腓骨筋腱
- 01 短腓骨筋腱損傷 ... 42
- 02 長腓骨筋腱炎/腱症 ... 44
- 03 腓骨筋腱脱臼 ... 47

D アキレス腱
- 01 アキレス腱断裂 ... 49
- 02 アキレス腱炎（腱症）/アキレス腱周囲炎，アキレス腱付着部炎（付着部症） ... 51

E 足底腱膜
- 01 足底筋膜炎・腱膜炎 ... 54

第3章 骨折

A 外傷による骨折
- 01 脛骨天蓋部骨折 ... 57
- 02 果部骨折 ... 60
- 03 踵骨骨折 ... 63
- 04 ショパール関節脱臼骨折 ... 67
- 05 リスフラン関節脱臼骨折 ... 69
- 06 中足骨・趾骨骨折 ... 72

B 疲労骨折
- 01 疲労骨折 ... 74
- 02 距骨体部骨折 ... 78

第4章 炎症・代謝性疾患
- 01 化膿性関節炎・骨髄炎 ... 80
- 02 結核性関節炎・骨髄炎 ... 82
- 03 滑液包炎 ... 85
- 04 関節リウマチ ... 88
- 05 糖尿病足 ... 91
- 06 痛風，ピロリン酸カルシウム結晶沈着症，乾癬性関節炎 ... 94

第5章 腫瘍および腫瘍類似疾患

A 骨腫瘍
- 01 単純性骨嚢腫 ……… 98
- 02 骨軟骨腫 ……… 100
- 03 類骨骨腫 ……… 103
- 04 内軟骨腫 ……… 106
- 05 骨内脂肪腫 ……… 109
- 06 爪下外骨腫 ……… 112
- 07 転移性腫瘍・軟部悪性腫瘍からの骨浸潤 ……… 114
- 08 非骨化性線維腫 ……… 116

B 軟骨腫瘍
- 01 ガングリオン，粉瘤 ……… 118
- 02 血管腫 ……… 121
- 03 血管平滑筋腫，グロームス腫瘍 ……… 123
- 04 神経鞘腫，神経線維腫，悪性神経鞘腫 ……… 126
- 05 足底線維腫 ……… 130
- 06 モートン神経腫 ……… 133
- 07 色素性絨毛性結節性滑膜炎 ……… 135
- 08 腱鞘巨細胞腫 ……… 138

第6章 副骨・種子骨障害
- 01 三角骨，外脛骨，os peroneum, os intermetatarseum ……… 140
- 02 三角骨障害，外脛骨障害 ……… 143
- 03 種子骨障害 ……… 146

第7章 絞扼性神経障害・癒合症
- 01 足根管症候群 ……… 148
- 02 距踵骨癒合症，踵舟状骨癒合症，舟状第一楔状骨癒合症 ……… 151
- 03 足根洞症候群 ……… 155

第8章 関節症・足部変形
- 01 変形性足関節症 157
- 02 外反母趾，強剛母趾 160

第9章 小児の足関節障害
- 01 骨端線損傷（triplane 骨折）........ 163
- 02 第1ケーラー病，フライバーグ病（第2ケーラー病）........ 166
- 03 シーバー病 169

■ 索 引 171

疾患の頻度が一目でわかる

各項目では，疾患の頻度を3段階に分け目安として表記しています．参考にしてください

- 頻度 ★☆☆ …… 低い
- 頻度 ★★☆ …… 中程度
- 頻度 ★★★ …… 高い

読影に活かす！ 足関節・足部の解剖アトラス

足の骨格と関節

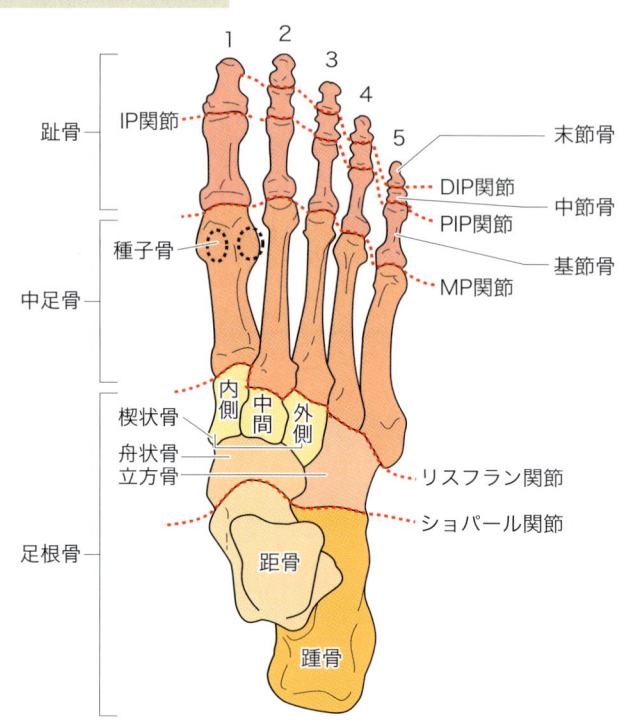

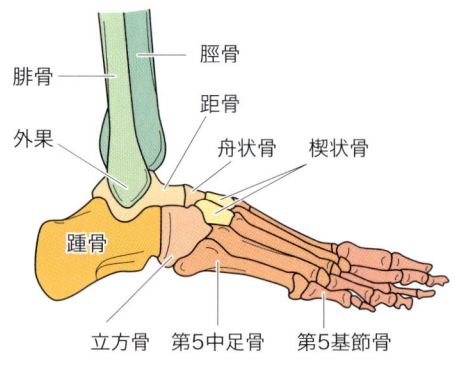

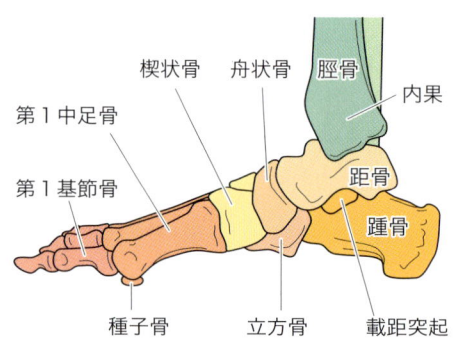

足関節の靭帯

外側面（右足）

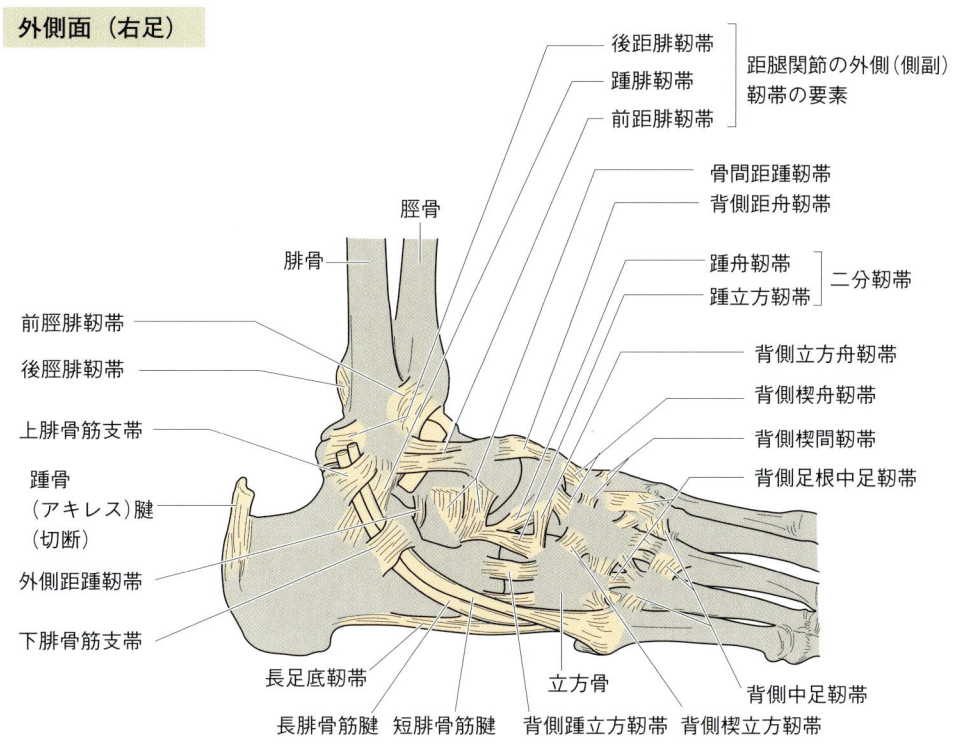

内側面（右足）

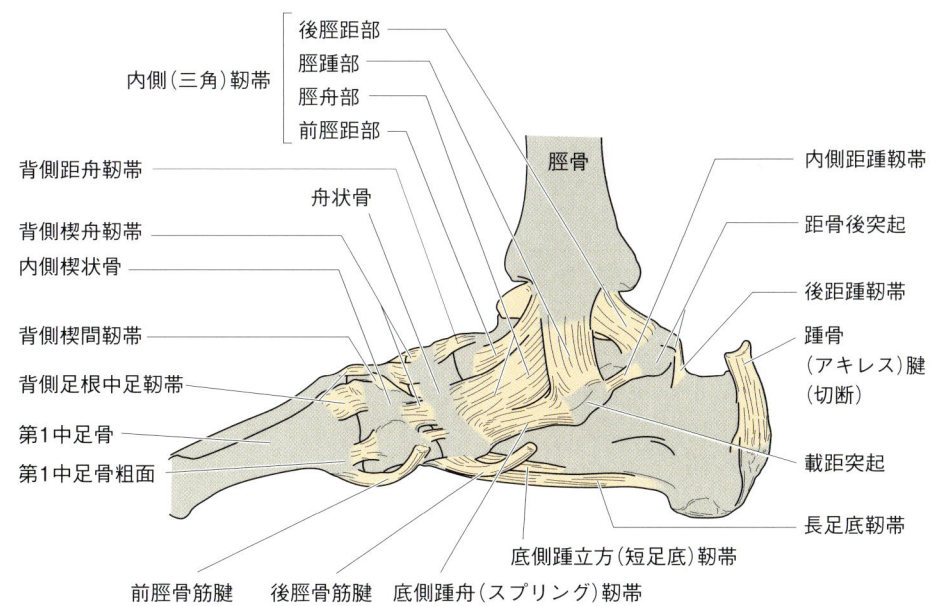

（『ネッター解剖学アトラス原書第5版』,南江堂,2011を参考に作成）

読影に活かす！足関節・足部の解剖アトラス

足の腱と筋

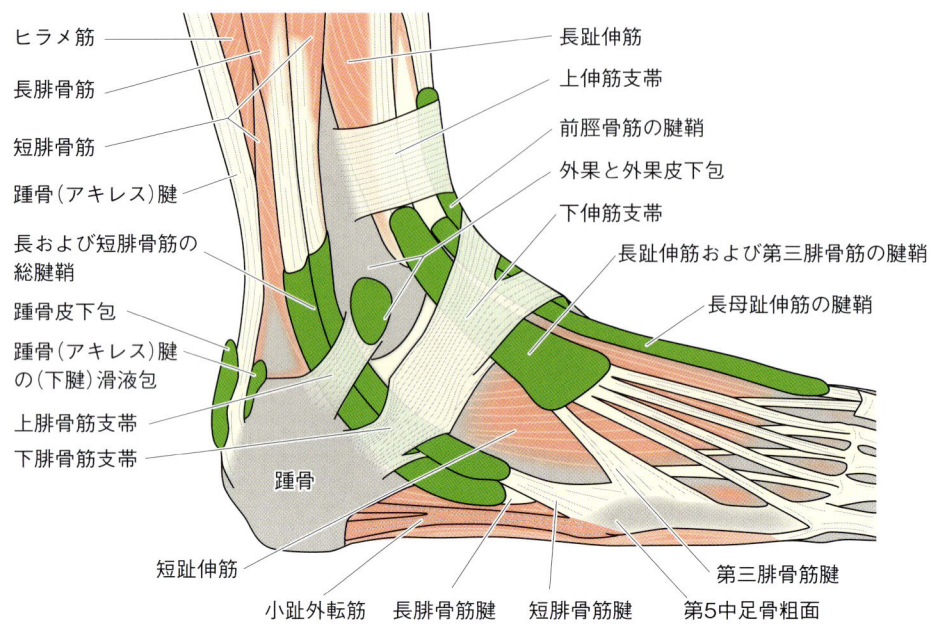

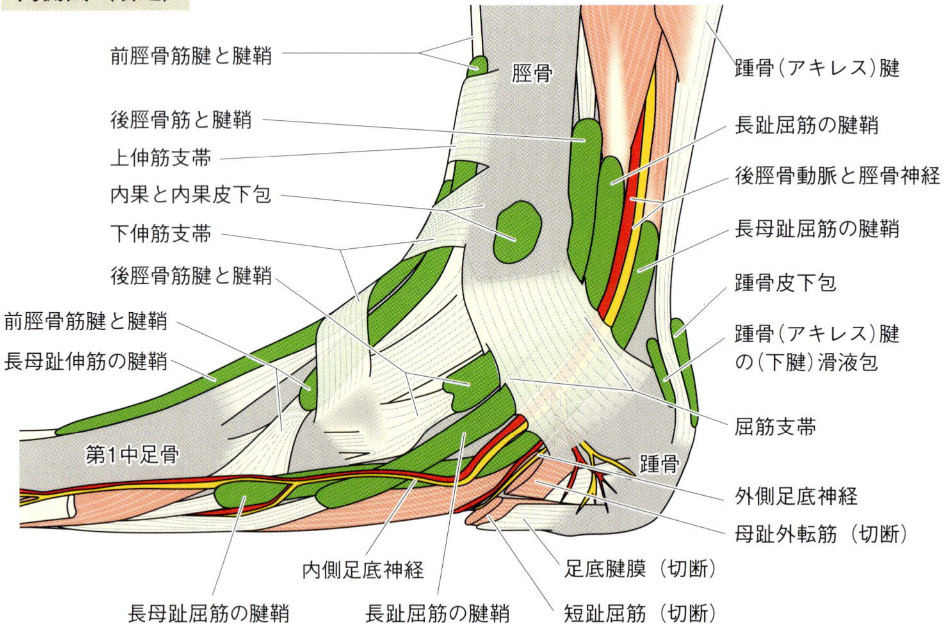

（『ネッター解剖学アトラス原書第5版』，南江堂，2011を参考に作成）

足の神経

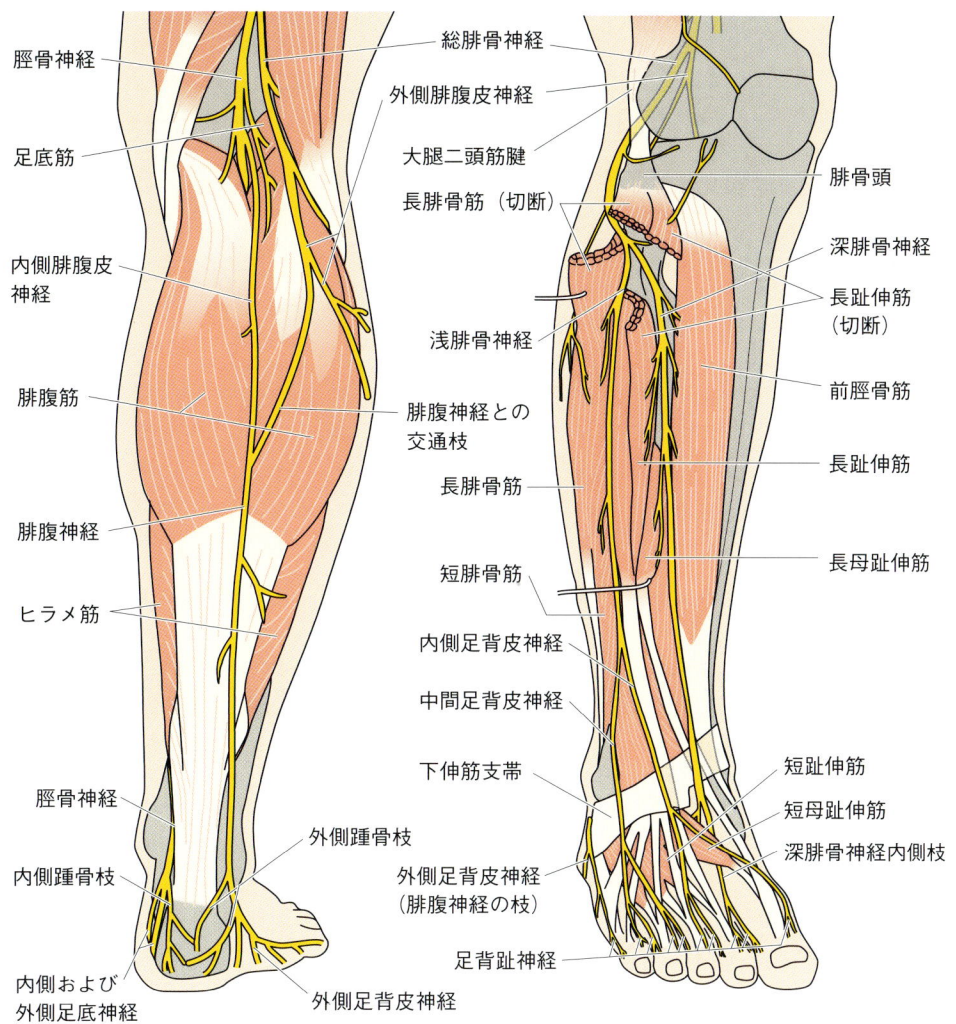

(『ネッター解剖学アトラス原書第5版』,南江堂,2011を参考に作成)

MRIでみる正常解剖アトラス

横断像 ❶

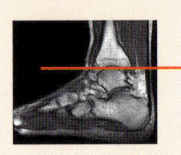

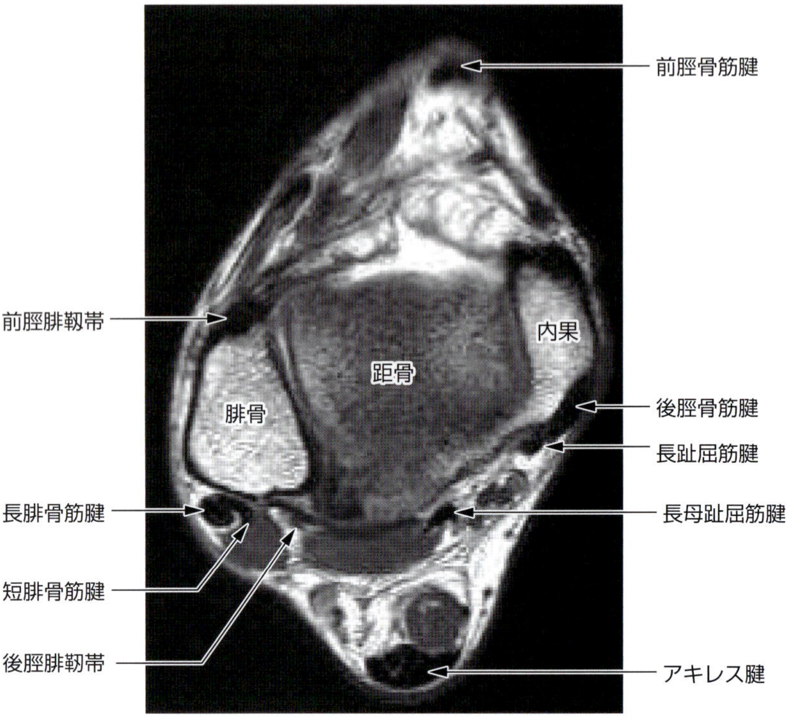

前脛骨筋腱
前脛腓靱帯
内果
距骨
腓骨
後脛骨筋腱
長趾屈筋腱
長腓骨筋腱
長母趾屈筋腱
短腓骨筋腱
後脛腓靱帯
アキレス腱

前脛骨筋腱
前脛腓靱帯
内果
距骨
腓骨
後脛骨筋腱
長趾屈筋腱
長腓骨筋腱
長母趾屈筋腱
短腓骨筋腱
後脛腓靱帯
アキレス腱

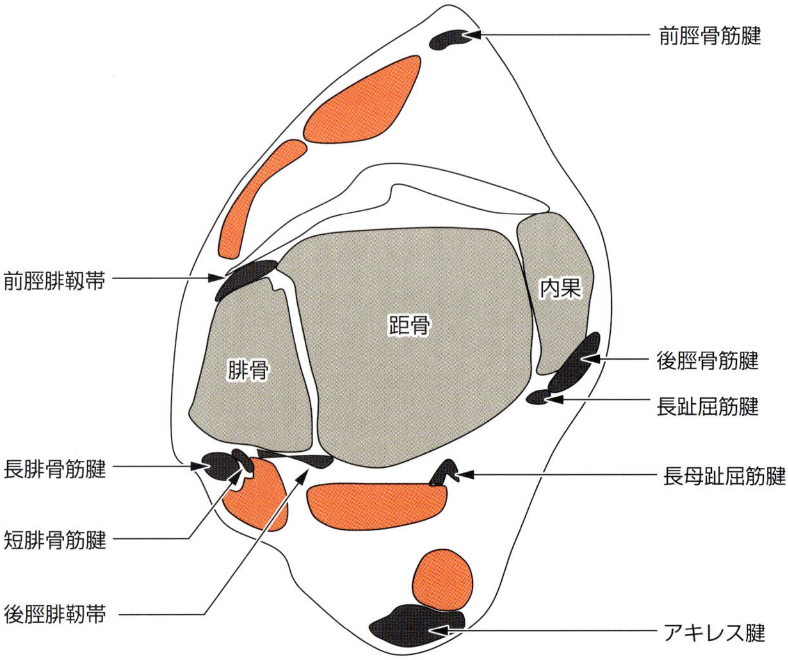

横断像 ❷

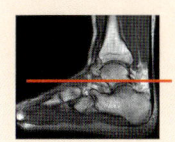

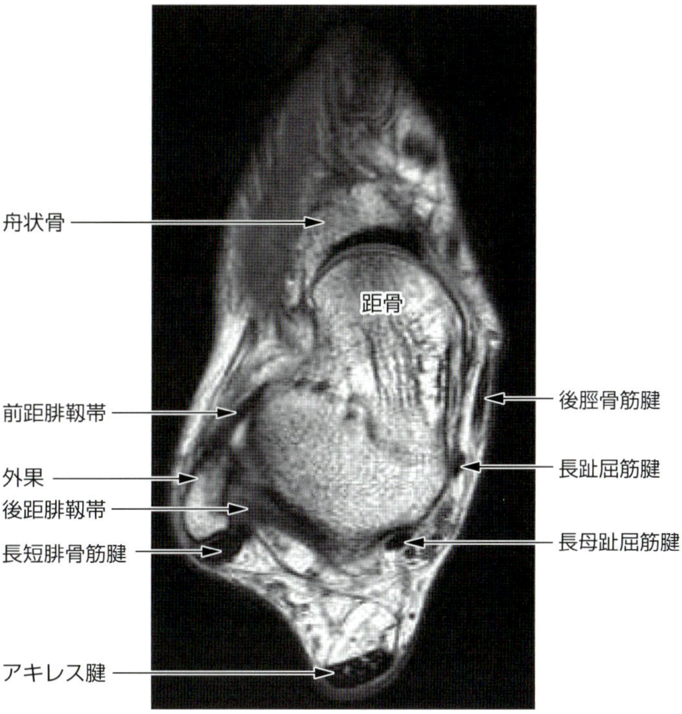

舟状骨
距骨
後脛骨筋腱
前距腓靱帯
長趾屈筋腱
外果
後距腓靱帯
長母趾屈筋腱
長短腓骨筋腱
アキレス腱

舟状骨
距骨
後脛骨筋腱
前距腓靱帯
長趾屈筋腱
外果
後距腓靱帯
長母趾屈筋腱
長短腓骨筋腱
アキレス腱

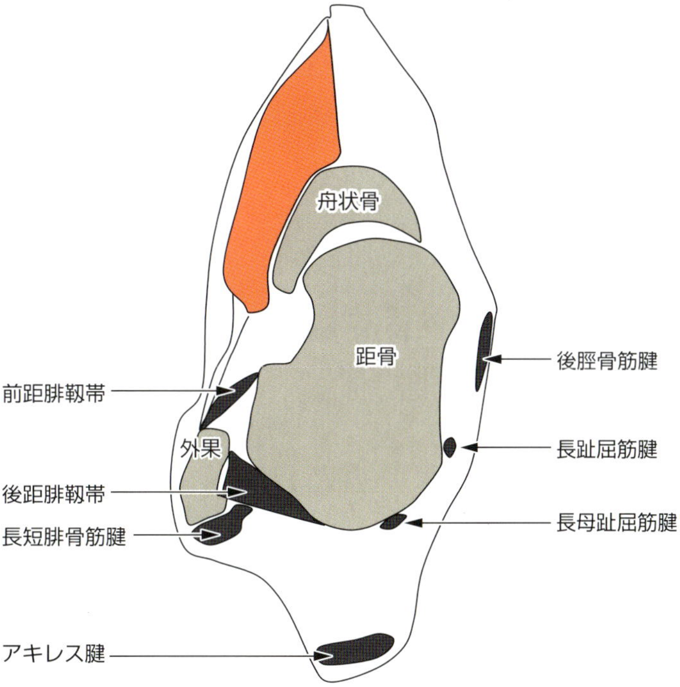

MRIでみる正常解剖アトラス

横断像 ❸

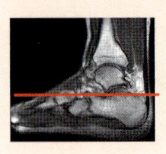

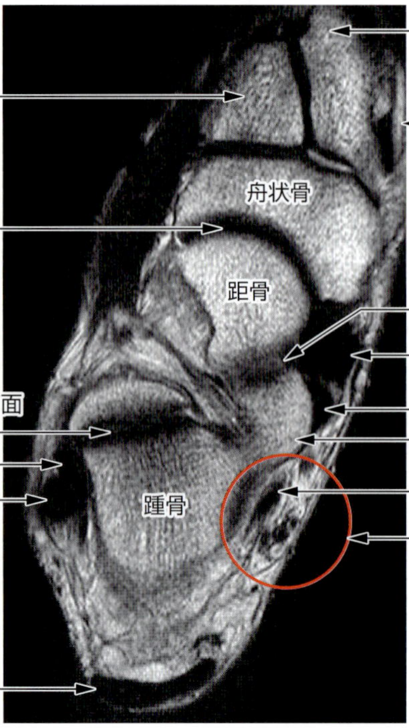

- 中間楔状骨
- 外側楔状骨
- 内側楔状骨
- 舟状骨
- 距舟関節
- 距骨
- 距踵関節 中関節面
- 後脛骨筋腱
- 距踵関節後関節面（距骨下関節）
- 長趾屈筋腱
- 短腓骨筋腱
- 載距突起
- 長腓骨筋腱
- 長母趾屈筋腱
- 踵骨
- 足根管
- アキレス腱

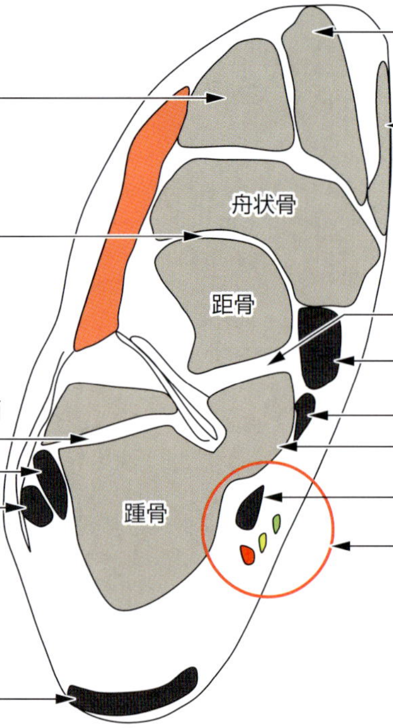

- 中間楔状骨
- 外側楔状骨
- 内側楔状骨
- 舟状骨
- 距舟関節
- 距骨
- 距踵関節 中関節面
- 後脛骨筋腱
- 距踵関節後関節面（距骨下関節）
- 長趾屈筋腱
- 短腓骨筋腱
- 載距突起
- 長腓骨筋腱
- 長母趾屈筋腱
- 踵骨
- 足根管
  - 後脛骨動脈
  - 後脛骨静脈
  - 内外足底神経など
- アキレス腱

14　症例でわかる 足関節・足部のMRI

冠状断 ❶

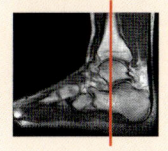

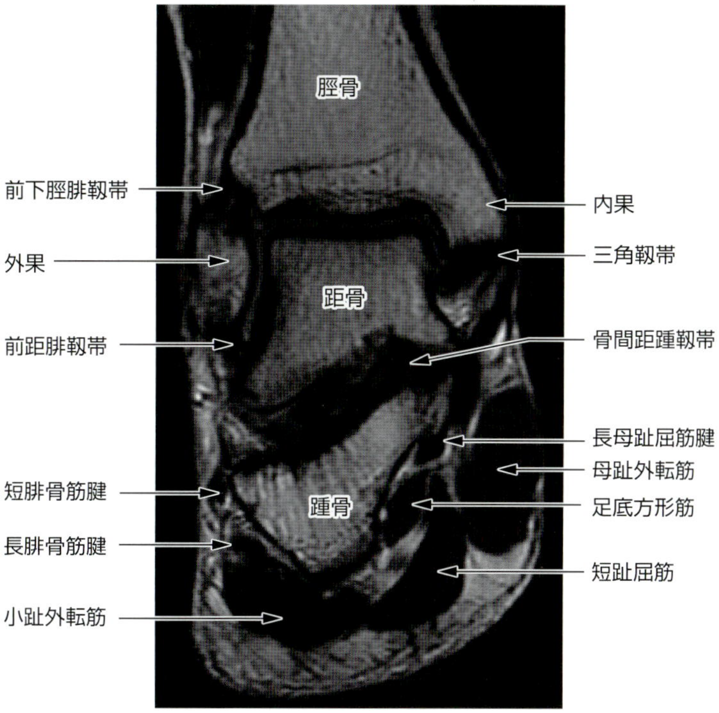

脛骨
前下脛腓靱帯
外果
距骨
前距腓靱帯
短腓骨筋腱
踵骨
長腓骨筋腱
小趾外転筋
内果
三角靱帯
骨間距踵靱帯
長母趾屈筋腱
母趾外転筋
足底方形筋
短趾屈筋

脛骨
前下脛腓靱帯
外果
距骨
前距腓靱帯
短腓骨筋腱
踵骨
長腓骨筋腱
小趾外転筋
内果
三角靱帯
骨間距踵靱帯
長母趾屈筋腱
母趾外転筋
足底方形筋
短趾屈筋

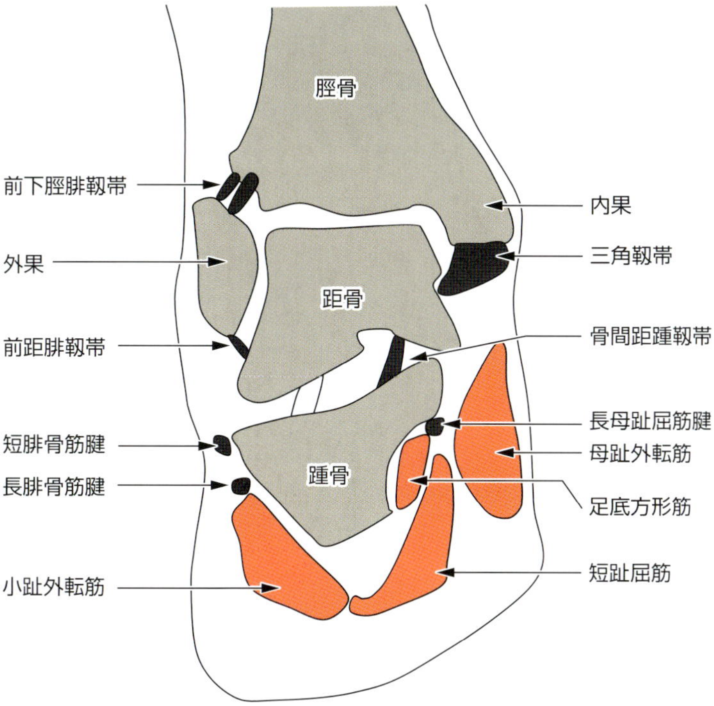

MRIでみる正常解剖アトラス

冠状断 ❷

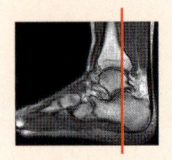

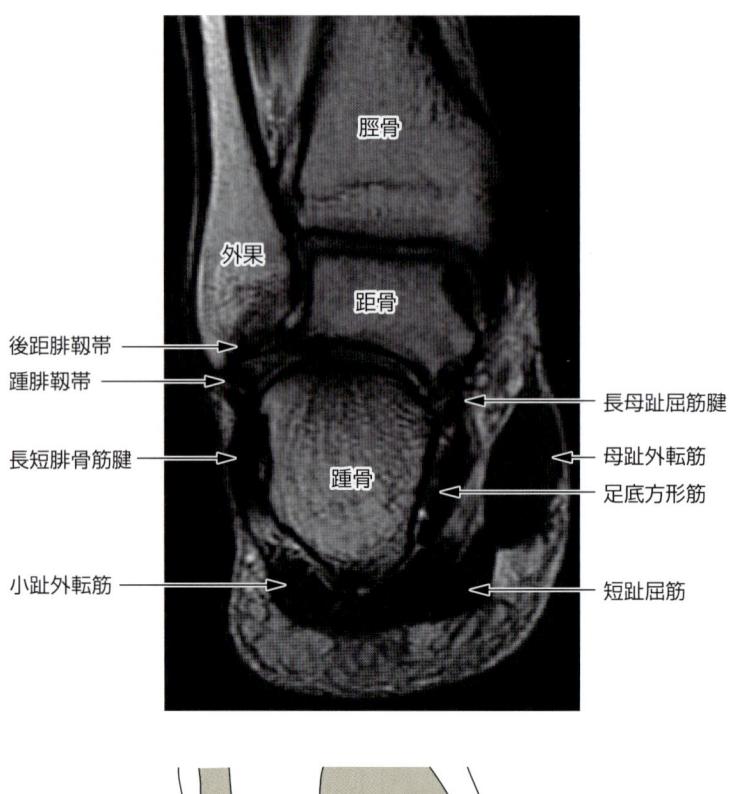

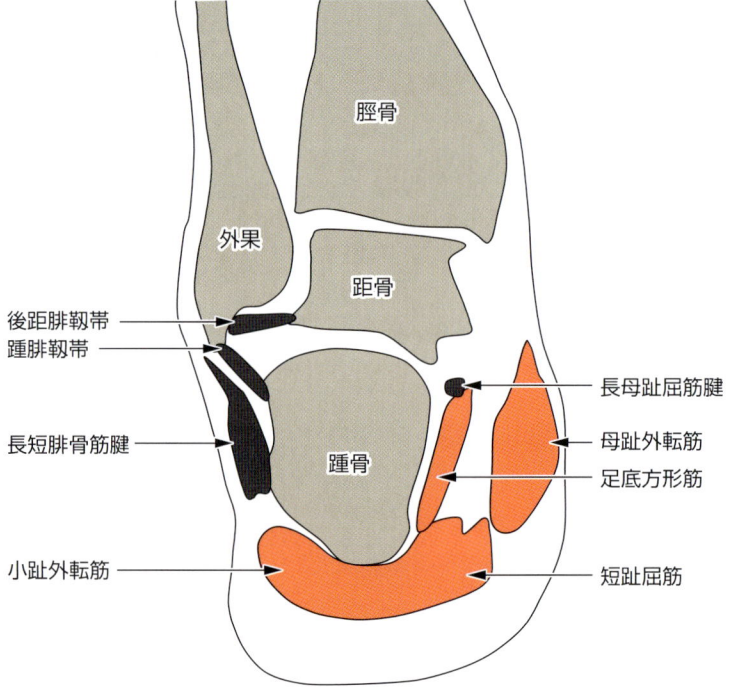

矢状断 ❶

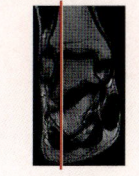

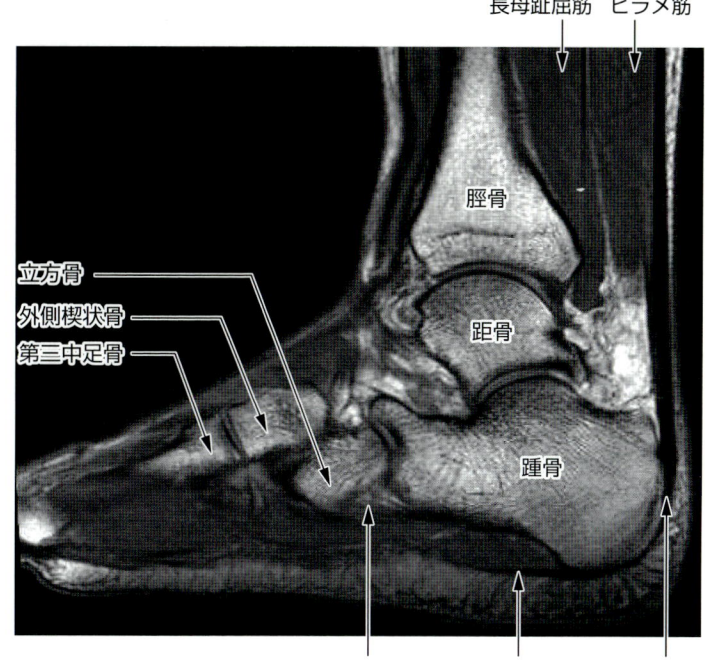

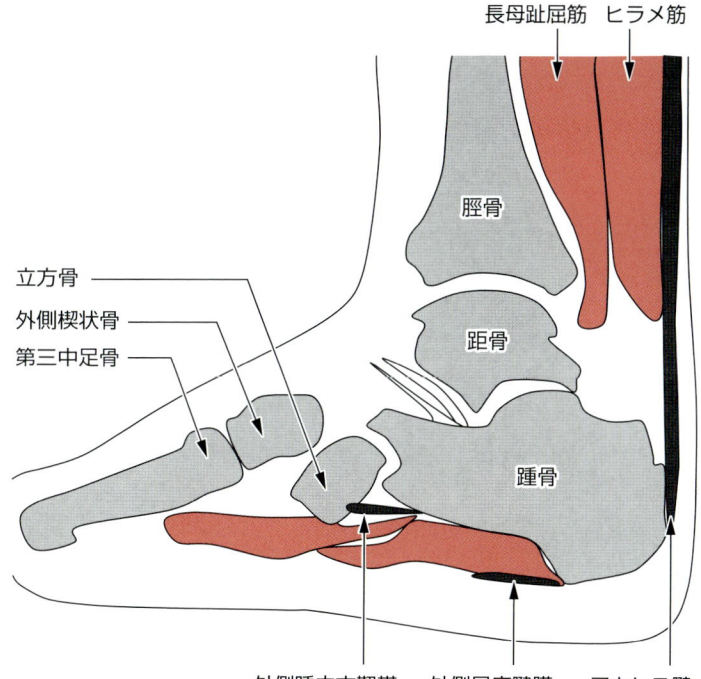

MRIでみる正常解剖アトラス

矢状断 ❷

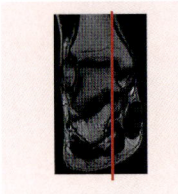

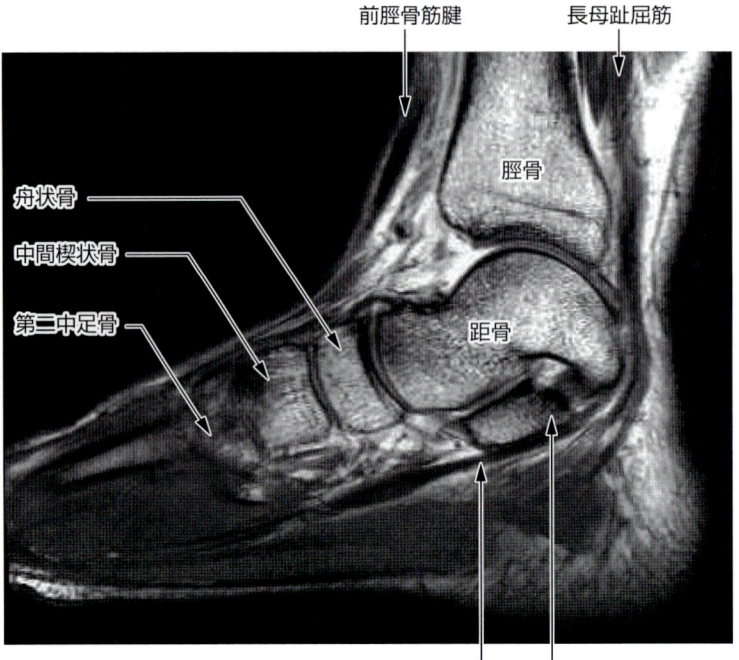

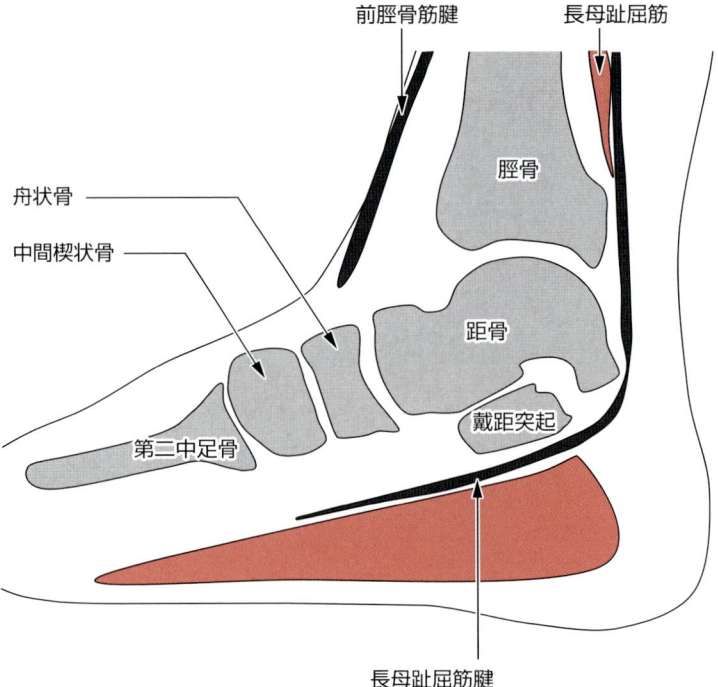

症例でわかる
足関節・足部のMRI
すぐに役立つ撮り方・読み方のポイント

第1章　靱帯損傷
第2章　腱の損傷
第3章　骨　折
第4章　炎症・代謝性疾患
第5章　腫瘍および腫瘍類似疾患
第6章　副骨・種子骨障害
第7章　絞扼性神経障害・癒合症
第8章　関節症・足部変形
第9章　小児の足関節障害

01 前距腓靱帯損傷
anterior talofibular ligament tear（ATFL tear）

第1章　靱帯損傷

頻度 ★★★

症例❶ 13歳女性．バスケットで受傷〔急性期ATFL損傷〕

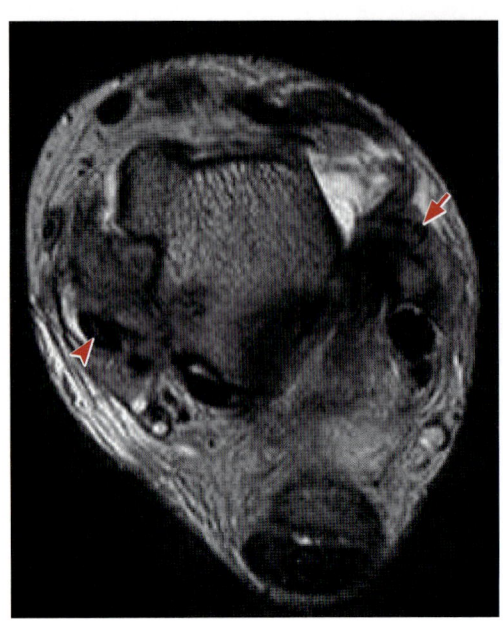

T2強調横断像：ATFLは外果起始部で不整な塊状になっており，完全断裂している（→）．関節液貯留が認められる．後脛骨筋腱の信号上昇もあり，変性が疑われる（▶）

■ 原因・病因

　内がえしもしくは**内反位**による足関節捻挫に合併する．内がえしとは，後足部から前足部に及ぶ全体の運動で，足底が内側（体の正中線の方向）を向き，足部の内転（足先が体の正中線方向を向く），踵骨の回外（床骨の底部が体の正中線方向を向く），足関節底屈（足先が下方を向く）の運動を指す（図1）．足関節捻挫は全スポーツ障害の約80％を占め，頻度の高い外傷である．

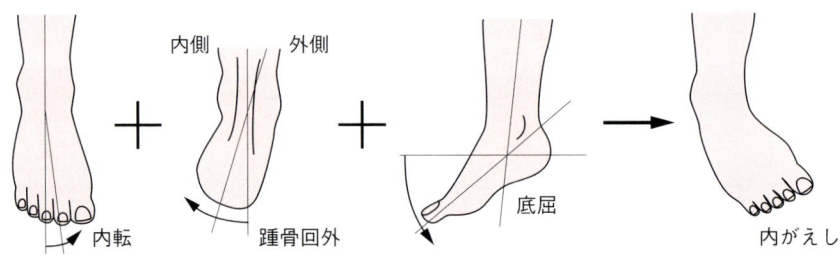

図1　内がえし

症例❷ 20代男性．足関節捻挫（受傷後すぐの撮影）

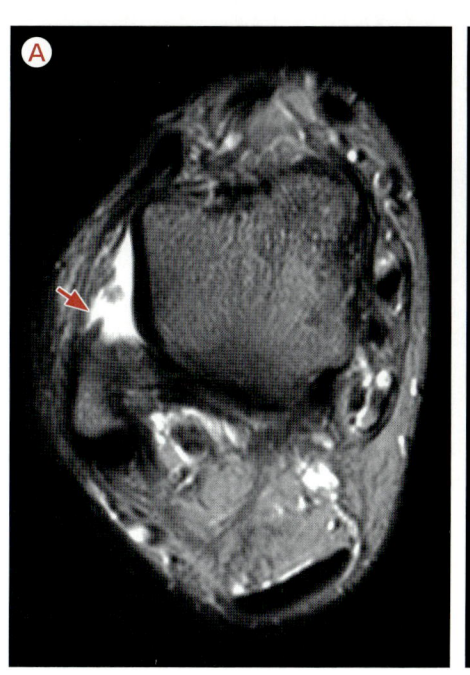
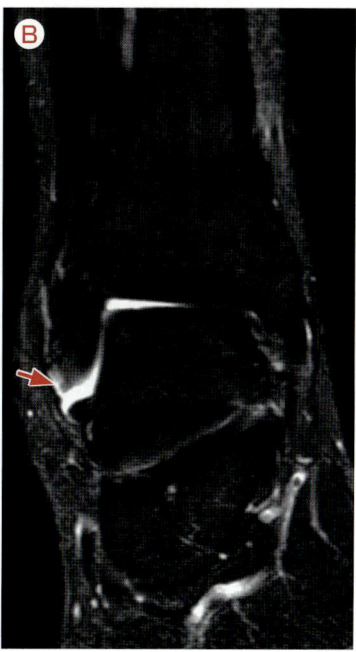

A）T2強調横断像：ATFLは外果起始部近傍で断裂し，断端のみ同定可能である（→）．周囲に関節液貯留あり

B）脂肪抑制T2強調冠状断像：冠状断においても，ATFLの断端（→）と関節液貯留が認められる

■ 症状

　外果周囲の前方の圧痛，疼痛を認める．血腫が関節内に及ぶと足関節全体が腫脹する．疼痛は関節運動に起因し歩行時痛を来すが，荷重できないわけではない．陳旧化すると足関節の不安定感，疼痛，腫脹を来す．最初は運動時にのみ不安定感や疼痛を覚えるが，徐々に安静時にも不安定感を自覚するようになる．

■ 画像所見

　受傷早期と，時間の経過したATFL損傷は画像所見が異なることに注意する．

1）受傷早期のATFL損傷
　a．**部分損傷**：ATFLの腫大・信号上昇（ATFLの連続性は保たれている）
　b．**断裂**：ATFLの連続性の消失およびギャップの形成（症例❶❷）
　　（ATFL周囲には**液体貯留**や**外果皮下脂肪織の腫脹や浮腫**を認める）

2）時間の経過したATFL損傷（陳旧性断裂損傷）
　a．**部分損傷**：ATFLの線維性肥厚，もしくはATFLの口径不同や菲薄化している場合のこともある（線維化するか，菲薄化するかは，個体差がある）（症例❸）
　b．**断裂**：断端部位の拡大，断裂した靱帯そのものは不明瞭で同定困難．関節包の滑膜増殖が目立つこともある．

症例❸ 14歳男性．足の捻挫をくり返して不安定性あり（受傷後数ヵ月経過）

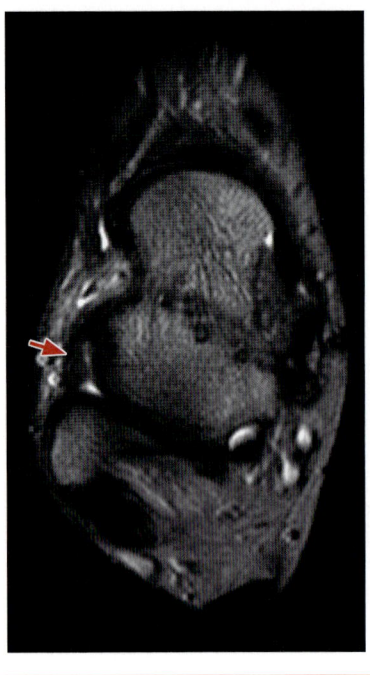

T2強調横断像：ATFLの連続性は保たれているように見えるが，全体的に厚く，関節内に突出するような線維性の肥厚像が認められる（→）．陳旧例のATFL損傷といえる

■ 鑑別診断

特になし

▶▶▶ 撮影・読影の際，注意すること

1. 受傷早期のATFL損傷では，断裂部位の同定に努める．断裂部位が外果起始部であれば，保存的治療での回復は困難なことが多い．MRIでは，足関節を底屈しすぎた状態で撮影すると，断裂部位のギャップが大きくなり，かえって評価しづらくなるので注意する（足関節の固定肢位は0度位が望ましい）

2. 「太すぎるATFL」は損傷の既往を示唆する．急性期の損傷では浮腫や出血などによる腫脹，陳旧例では断裂後に出現する線維瘢痕組織によって腫大する

3. 外果の裂離骨折によってATFL損傷と同じ症状が出現することもある．MRIでは裂離骨片の同定が困難なこともあるため，CTを活用する

4. 陳旧性のATFL損傷の場合，ATFLが全く指摘できないこともある

5. 合併損傷に注意する．ATFL損傷には，前脛腓靱帯（p26），踵腓靱帯損傷（p23），距骨滑車の骨軟骨損傷（osteochondral lesion of talus：OCD）などを同時に認めることがある．また，三角靱帯を内果と距骨内側壁との間に挟むことで損傷を呈する場合もある

02 踵腓靱帯損傷
calcaneofibular ligament tear（CF tear）

第1章 靱帯損傷

頻度 ★★☆

症例❶ 50代男性．足関節捻挫

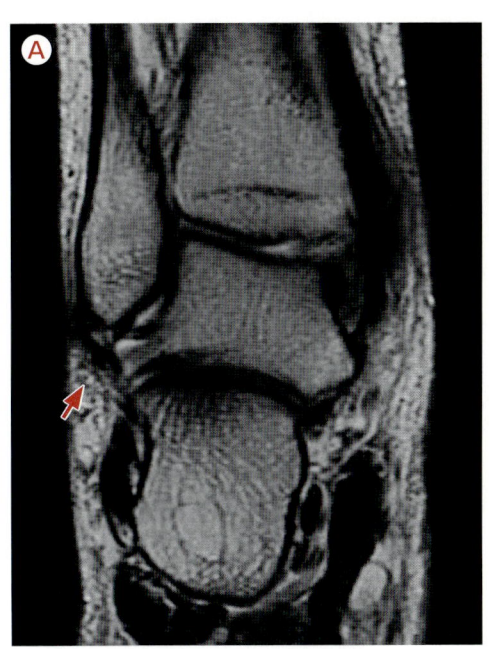

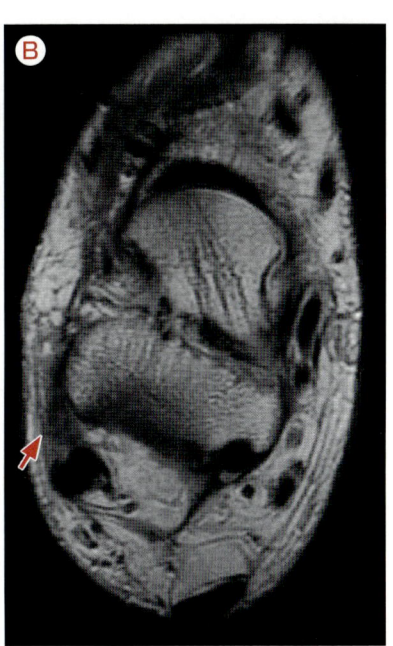

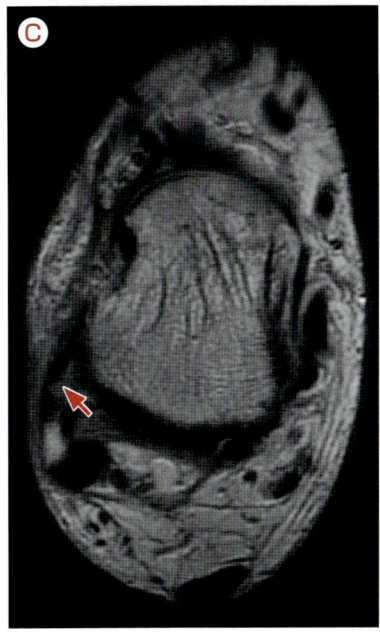

A）**T2強調冠状断像**：踵腓靱帯（CF）は刷毛状に毛羽立ち，なおかつ腫大し信号上昇を認める（→）．部分損傷が疑われる

B）**PD強調横断像**：CFは腫大し信号上昇を認める（→）．断裂に一致するが起始部や付着部の情報には乏しい

C）**PD強調横断像（Bより1スライス上方）**：前距腓靱帯（ATFL）はやや腫大し，信号の不整が認められる（→）．ATFLの連続性そのものは保たれており，おそらく部分損傷と思われる

症例❷ 19歳女性．足関節捻挫

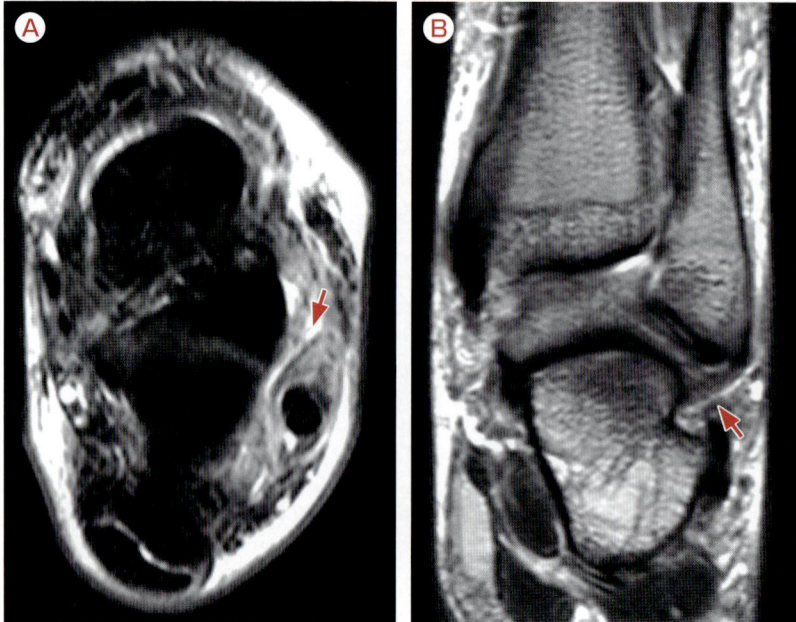

A）STIR横断像：CFは蛇行し（→），周囲に血腫と思われる高信号域が認められるため，非常に不明瞭な状態になっている．外果の起始部の評価は困難である

B）T2強調冠状断像：CFの腫大と信号上昇・蛇行があり損傷に一致する（→）．連続性は保たれているため，完全断裂ではない

■ 原因・病因

前距腓靱帯（ATFL）同様に足関節捻挫に合併する．踵腓靱帯（CF）単独損傷は稀であり，たいていはATFL損傷を伴う（p20）．

■ 症状

外果周囲の腫脹，疼痛．痛みがあり，歩行は困難であるが，荷重がかけられないわけではない．血腫が関節内にも及ぶと足関節全体の腫脹を認める．

■ 画像所見

ATFL損傷と同様に，受傷早期と時間の経過したCF損傷は画像所見が異なることに注意する．急性期では靱帯の腫大と信号上昇（症例❶❷），陳旧例では信号上昇のない靱帯の腫大を認める．CFの損傷は外果起始部のことが多く，完全断裂の場合，反応性に出現した関節液や軟部組織の腫脹，腓骨筋腱の重なりなどによって断裂部分の同定は困難な場合も多い．

▶▶▶ 撮影・読影の際，注意すること

1. CF損傷を疑うとき，**ATFL損傷の有無も確認**する．外果周囲の高度な軟部腫脹や足根洞内に血腫が存在する場合は，CF・ATFLの同時損傷のことが多い

2. **冠状断での評価**が最もCF（起始部）損傷を判断しやすい．横断像では長・短腓骨筋腱の走行に重なり断裂が指摘できないことがある

3. 横断像もしくは冠状断像で観察する場合は，踵骨外側壁と腓骨筋腱との間を走行するCFを見つけ，それを外果まで追うとよい

4. 近傍を走行する**腓骨筋腱**の障害が「CF損傷」と診断される場合もある（また逆もしかり）．このため，MRIでCFと腓骨筋腱が明確になる方向の撮影を心がける

第1章 靱帯損傷

03 前脛腓・後脛腓靱帯損傷
tear of anterior and posterior tibiofibular ligament

頻度 ★★

症例❶ 20代女性．足関節捻挫

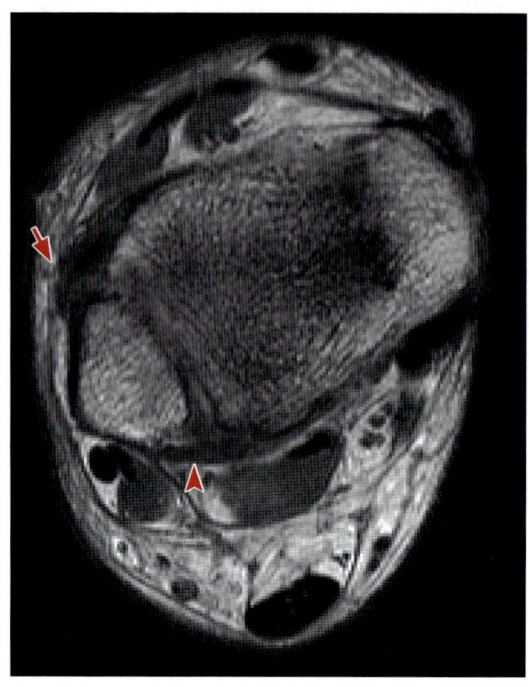

DESS横断像：前脛腓靱帯の腫大と信号上昇を認め，中央部分で連続性が追えない．断裂に相当する（→）．後脛腓靱帯の連続性は保たれているが，前脛腓靱帯同様に信号上昇と腫大（▶）があり部分損傷が認められる

■ 原因・病因

足関節捻挫で損傷する．**足部の背屈に外旋**，もしくは**外転や外反強制**でも損傷するとされ，単独損傷は少ない．前距腓靱帯（ATFL）損傷や果部骨折と合併することが多い．

■ 症状

前脛腓靱帯損傷では，足関節背屈時に脛骨遠位部前方に痛みを認める．後脛腓靱帯損傷の場合は遠位脛腓間離開が出現する可能性がある．この場合はアライメントが不良になることより，急性期が過ぎた後も慢性疼痛が残存する．

■ 画像所見

前脛腓靱帯，後脛腓靱帯ともに部分損傷で信号上昇，断裂では連続性が追えない．前脛腓靱帯，後脛腓靱帯ともに，脛骨・腓骨の長軸に対して直交する走行ではなく，やや斜めに付着することに注意する．

03 前脛腓・後脛腓靱帯損傷

症例❷ 20代男性．交通外傷による足関節脱臼骨折

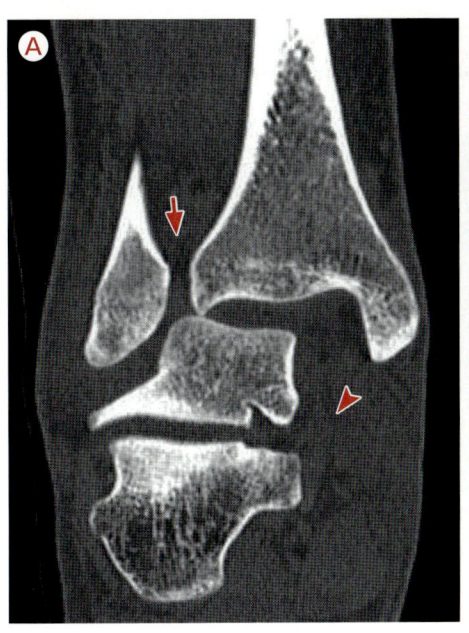
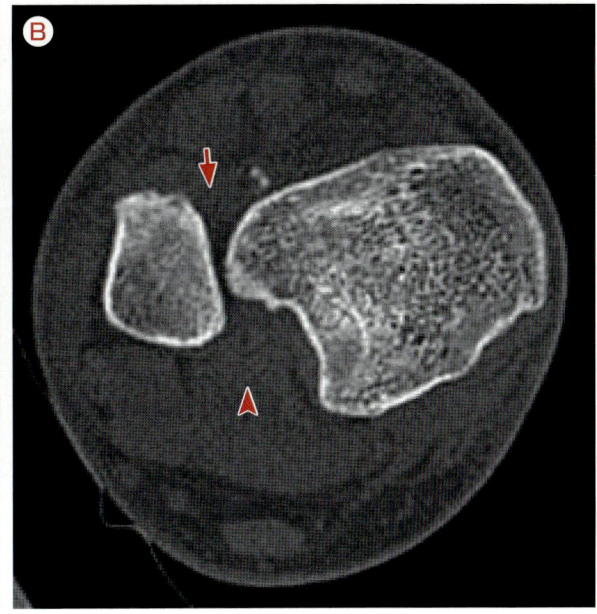

A) CT MPR冠状断像：遠位脛腓間離開（→）が認められ，前脛腓靱帯および後脛腓靱帯の断裂が疑われる．また内果と距骨内側部の関節面の離開もあり，三角靱帯の断裂も存在する（▶）
B) CT横断像：脛骨および腓骨のアライメントが不良であり，前脛腓靱帯（→）および後脛腓靱帯（▶）の断裂が示唆される．アライメント不良は将来の慢性疼痛へ発展するとされる

■ 鑑別疾患

特になし

▶▶▶ 読影の際，注意すること

1. 遠位脛骨と腓骨を結ぶ靱帯であり，横断像での観察がスタンダードである
2. 冠状断を撮影する際は，横断像で前脛腓靱帯・後脛腓靱帯の角度に合わせた冠状断を作成するとよい
3. ATFL損傷の合併が多いため，注意する
4. 後脛腓靱帯損傷が存在する場合は，遠位脛腓間離開の可能性があるため，**アライメントの観察**を怠らないようにする

第1章 靭帯損傷

04 三角靭帯損傷
tear of triangular ligament

頻度 ★★★

症例❶ 30代男性．足関節を外反強制した．内果周囲の痛み

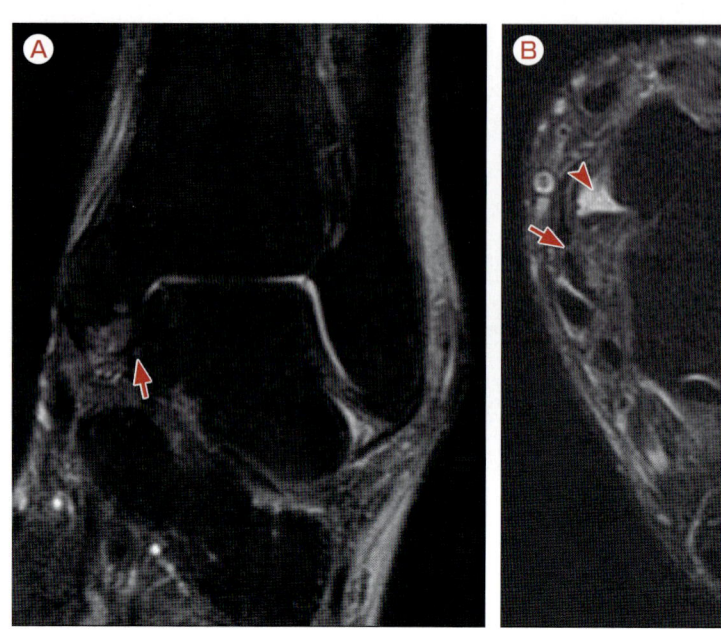

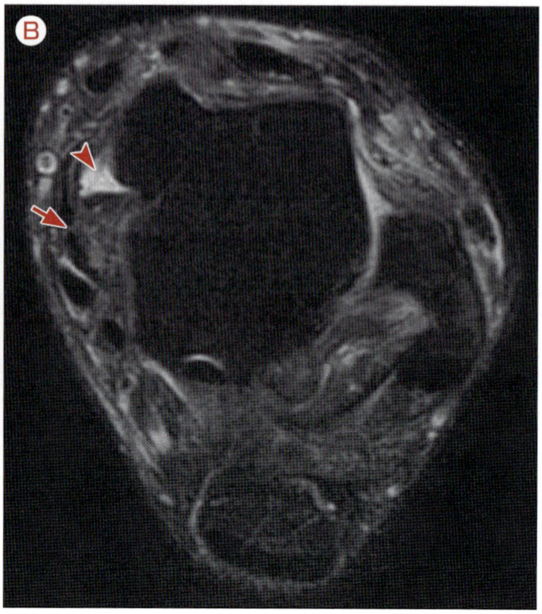

A）脂肪抑制T2強調冠状断像：三角靭帯の後脛距部の信号上昇が認められる（→）．走行が不明瞭化しており，損傷を疑う所見である

B）脂肪抑制T2強調横断像：三角靭帯の信号上昇（→）と三角靭帯の前方に血腫と思われる液体貯留を認める（▶）

■ 原因・病因

外がえし強制による受傷が多いとされるが，**内がえし強制**による足関節捻挫の際，三角靭帯が内果と距骨内側部に挟まれて受傷することもある．果部骨折や遠位脛腓靭帯断裂に合併することもある．三角靭帯は浅層と深層があるが，深層の損傷が疼痛の原因になるとされる．

■ 症状

疼痛や患部の腫脹は外側靭帯損傷と比較して重症のことが多く，受傷後は荷重できないことが多い．内果のやや下方に圧痛を認める．関節内に血腫が存在する場合では腫脹は足関節全体に及ぶ．

■ 画像所見

急性期の損傷は靭帯に沿った信号上昇と連続性の途絶を認める．内果もしくは距骨な

参考❶ 正常の三角靱帯

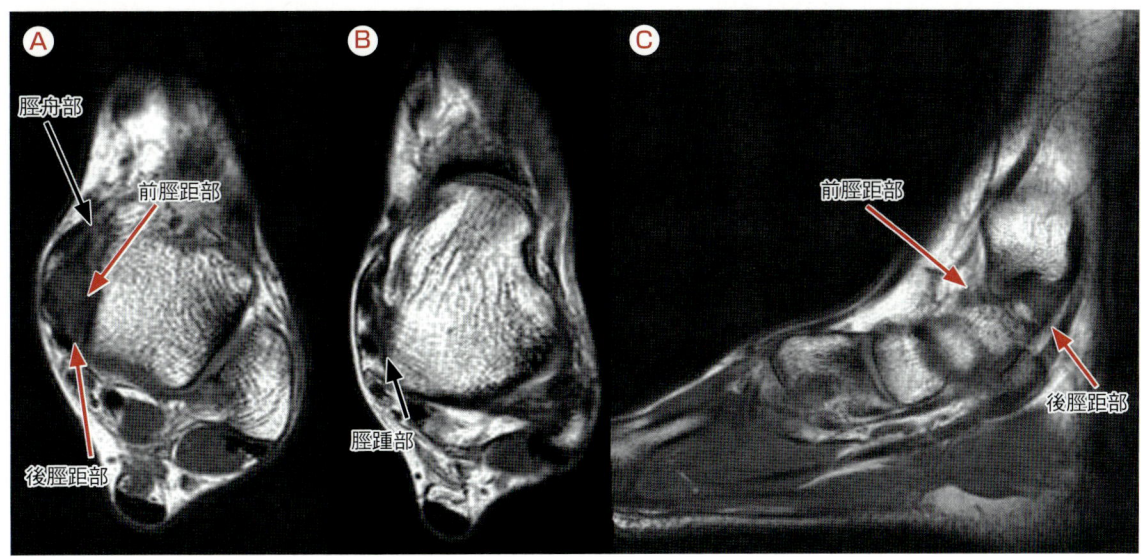

A）B）DESS横断像，C）DESS矢状断像

三角靱帯は内果の下縁から起始し，距骨，踵骨，舟状骨に付着する靱帯である．付着する位置によって，前脛距部，後脛距部，脛舟部（A，C），脛踵部（B）の4部位にわかれる．三角靱帯の浅層に脛舟部，脛踵部，深層に前脛距部，後脛距部が存在する

どの付着部の骨髄信号は陳旧例になると消失する．線維化が進行するため三角靱帯の走行は不明瞭で，厚い靱帯様の線維性構造物として認められるようになる．単純X線写真では内果関節裂隙の拡大を認める．

■ 鑑別疾患

特になし

▶▶▶ 撮影・読影の際，注意すること

1. 冠状断での撮影が最も観察しやすい．三角靱帯に沿った信号上昇や靱帯の不連続性を確認する
2. 内果や距骨といった三角靱帯付着部の骨髄信号上昇を認めることがある
3. 陳旧例の場合では線維性の増殖が認められる．この際，横断像で不規則に走行する三角靱帯を観察できる

05 二分靱帯損傷
tear of bifurcate ligament

第1章 靱帯損傷　　頻度 ★☆☆

症例❶ 32歳男性．バドミントン後，アキレス腱の痛みと足部の疼く痛みあり

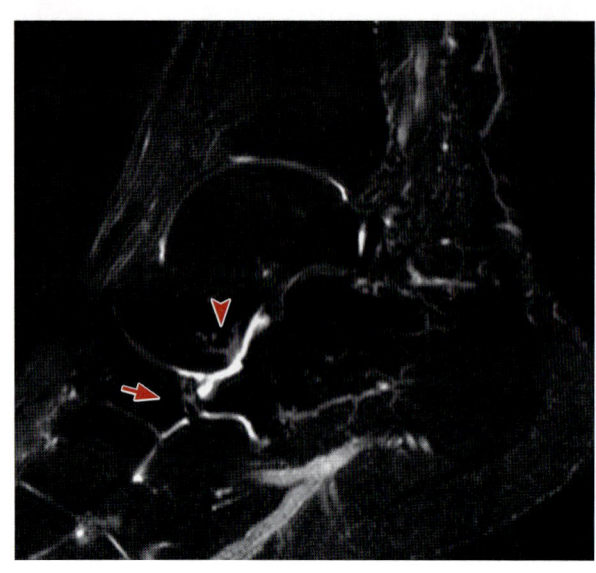

脂肪抑制T2強調矢状断像：二分靱帯の舟状骨付着部および立方骨付着部両方の断裂（→）が認められ，周囲に液体貯留を伴う．距骨頭部下部の骨髄信号上昇と軟骨の欠損があり（▶），損傷が疑われる

■ 原因・病因

足関節捻挫に合併して損傷する．

■ 症状

内がえし捻挫後に踵立方関節背側の疼痛・腫脹あり．歩行は可能なことが多い．外果や足根洞に圧痛がなく，**踵骨前方突起付近に限局した痛み**で，なおかつ同部位の裂離骨折がなければ，二分靱帯損傷の可能性が高い．

■ 画像所見

足関節捻挫の既往があり，単純X線写真やCTのMPR矢状断像で踵立方関節のアライメントが不良な場合は二分靱帯損傷を考慮する．損傷があれば，連続性がなく，周囲に液体貯留が認められる．

■ 鑑別疾患

特になし

| 05 二分靭帯損傷

| 参考❶　正常二分靭帯

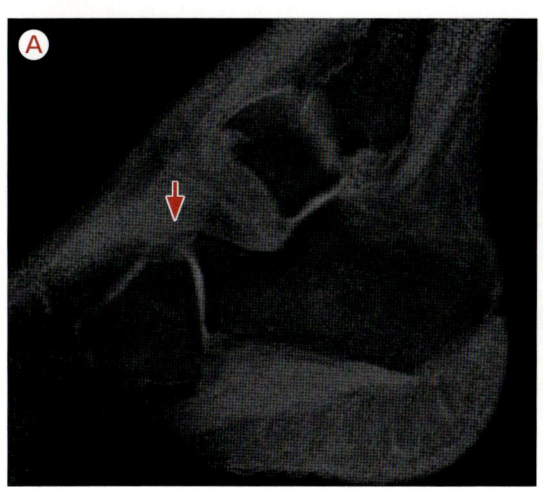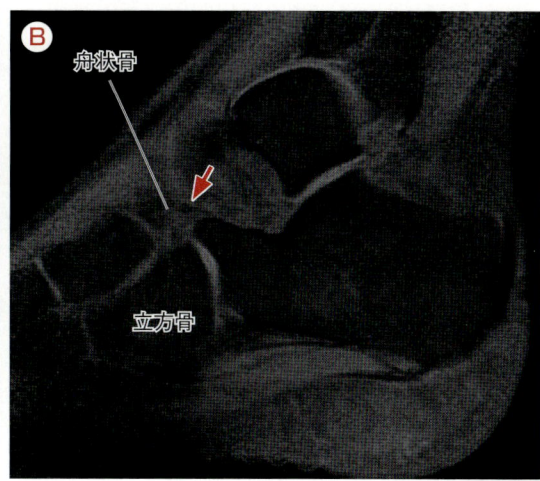

脂肪抑制T1強調矢状断像：二分靭帯は踵骨前方突起の上縁から起始し（→），立方骨（A）と舟状骨（B）に連続するYもしくはV字型の靭帯である

▶▶▶ 撮影・読影の際，注意すること

1. 横断像で位置決めを行う．踵骨の長軸に平行な矢状断像を撮影すると描出される（矢状断での観察が優れる）
2. 横断像や冠状断では描出・同定が難しい
3. 靭帯の走行ゆえに，1つのスライスで描出されることが少ない
4. 踵骨前方突起の骨折がないのにもかかわらず，この領域の痛みが存在するときは，二分靭帯の観察を慎重に行う必要あり

第1章 靱帯損傷

06 リスフラン靱帯損傷
tear of Lisfranc ligament

頻度 ★☆☆

症例❶ 20代女性．ダンスで転倒

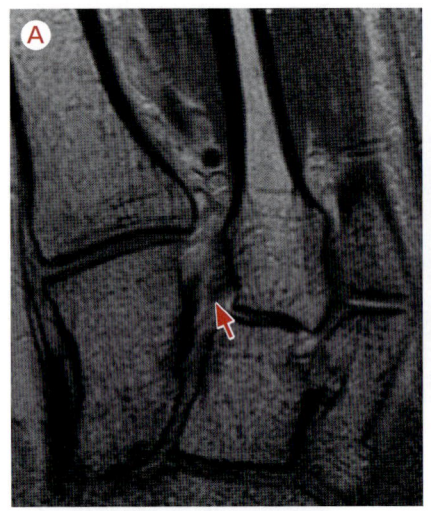
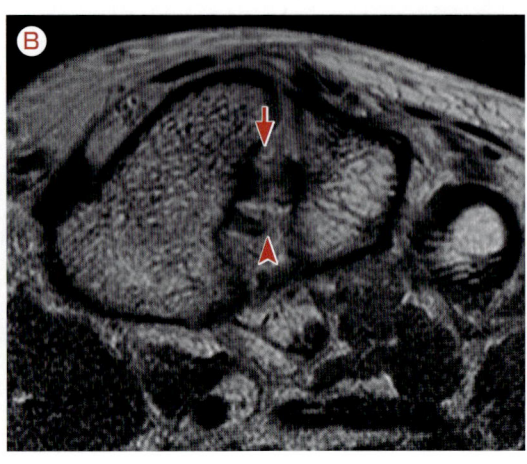
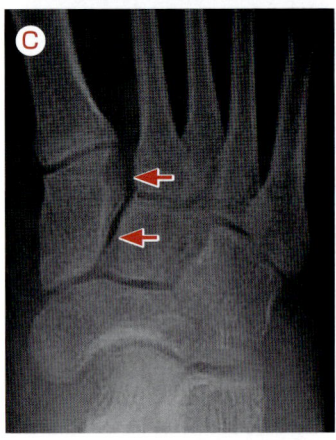
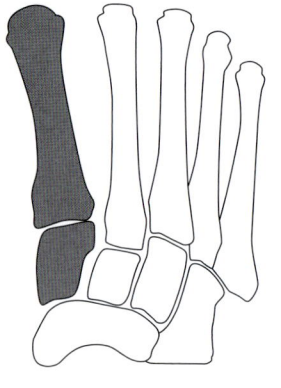
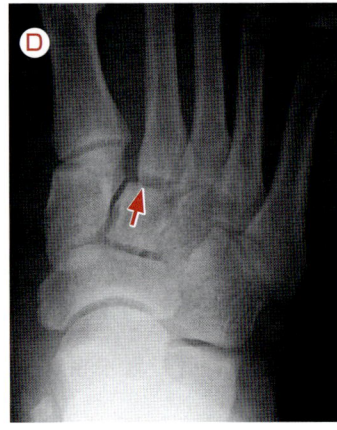
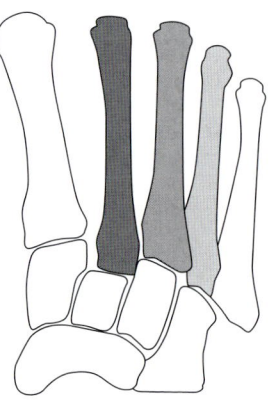

A）PD強調横断像：リスフラン靱帯の連続性が失われており中央部で断裂（→）している（文献1より転載）

B）PD強調冠状断像：リスフラン靱帯に沿った斜冠状断像で，リスフラン靱帯が2本存在（→・▶）し，ともに断裂している（文献1より転載）

C）単純X線写真正面像とシェーマ（longitudinal type）：母趾列の内側偏位が認められ，第2中足骨と中間楔状骨との離開が認められる（→）．リスフラン靱帯および内側-中間楔状骨間の骨間靱帯の損傷を認める（文献1より転載）

D）単純X線写真正面像とシェーマ（transverse type）：母趾列に変化を認めないが，第2中足骨と中間楔状骨との関節面が不整であり，亜脱臼を認める（→）．リスフラン靱帯損傷を伴う（文献1より転載）

■ 原因・病因

足部に**長軸方向の軸圧がかかる**ことで発症する．スポーツではつま先を立てた状態（**前足部固定状態**）で背側から突き飛ばされたり，上から乗りかかられたりすると断裂する．また，階段といった段差で足を踏み外したりすることで断裂することもある．

■ 症状

受傷直後より足背部（第1～2中足骨基部あたり）の痛みが強い．荷重が足部にかけられず，歩行できなくなる．疼痛はリスフラン関節全体に及ぶこともあり，どこが受傷部位かはっきりしないこともある．適切な治療がなされないと慢性的な疼痛の原因になる．

■ 画像所見

リスフラン靱帯は内側楔状骨と第2中足骨基部とを結ぶ靱帯である．解剖さえ把握できていれば，MRIで断裂の有無を確認するのは容易である．なお，リスフラン靱帯には1本から4本までの破格があるとされ，最も頻度の高いのは2本とされる．

荷重時足部単純X線写真では，**母趾列の内側偏位を伴う** longitudinal type と母趾列は問題なく**第2中足骨の亜脱臼を伴う** transverse type がある．いずれのタイプにおいてもリスフラン靱帯断裂を伴う．longitudinal type の場合，**内側楔状骨と中間楔状骨を結ぶ骨間靱帯損傷**を合併するので，MRIでこの靱帯の観察も重要である．

■ 鑑別疾患

特になし

▶▶▶ 撮影・読影の際，注意すること

1. 単純X線写真では内側楔状骨と第2中足骨との間隔が拡大する．明らかな開大がないものはstage I，開大が2～5 mmまでのものがstage II，それ以上であり，横軸アーチの減弱したものがstage III となる（Nunleyの基準[2]）．これは健側との比較が重要である

2. MRIの撮影は足底に平行な横断像を撮影することが重要である．内側楔状骨–中間楔状骨間の骨間靱帯の損傷の有無にも注意する

<文　献>
1) 小橋由紋子 著，『足の画像診断』，p149，メディカル・サイエンス・インターナショナル，2013
2) Nunley, J. A. & Vertullo, C. J.：Classification, investigation, and management of midfoot sprains：Lisfranc injuries in the athlete. Am J Sports Med, 30：871-878, 2002

第2章 腱の損傷

頻度 ★★★

A. 後脛骨筋腱

01 後脛骨筋腱損傷，後脛骨筋腱鞘炎，後脛骨筋腱炎/腱症

tear of posterior tibial muscle tendon (PT), tenosynovitis of PT, tendonitis/tendinosis of PT

症例❶ 20代男性．ラグビー中，足関節捻挫後，内側部痛あり

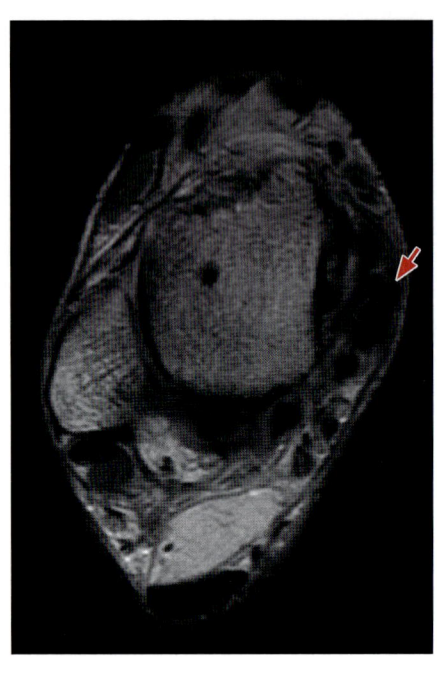

脂肪抑制T2強調横断像：後脛骨筋腱の腫大と内部の信号上昇を認める（→）．後脛骨筋腱炎/腱症に一致する

■ 原因・病因

　　　　　後脛骨筋腱は足関節の底屈を司る腱であり，足の**内側縦軸アーチをつくる**．整形領域の場合では，過度のトレーニングやスポーツなどによる「使いすぎ」で腱の腫大や断裂といった腱の変性による症状が出現する．また糖尿病や高血圧，ステロイド使用といった内科的な全身疾患に伴い，運動とは関係なく腱の変性が発生することも知られている．加齢も腱の変性を来す要因の1つであり，中年以降になると，腱を栄養する血管分布が減少し結果的に変性が発生する．腱の変性は病理学的には，腱成分（コラーゲン）の粘液変性（ムコイド変性），フィブリノイド変性，腱内部間質の出血・浮腫とされる．炎症性細胞の集簇はみられない．

　　　　　「腱炎（tendinitis）」と「腱症（tendinosis）」の使い分けはKhanら[1]によると，**表1**のように，急性期の腱の炎症性変化が腱炎であり，慢性の変化である腱症とは治療法が異なると報告している．Wilsonらは「腱炎：tendinitis」は誤解を招く呼び方であり，「腱症（腱障害）：tendinopathyもしくはtendinosus（tendinosisの複数形）」を使うべきと報告している[2]．

01 後脛骨筋腱損傷，後脛骨筋腱鞘炎，後脛骨筋腱炎／腱症

症例❷ 40代男性．ラグビー中，足関節捻挫後，内側部痛あり

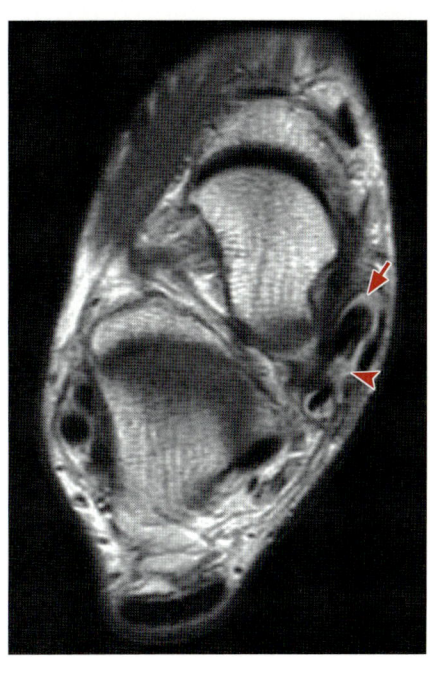

PD強調横断像：後脛骨筋腱の腫大と内部の信号上昇を認める（→）．腱の背側の辺縁が不整であり（▶），部分損傷を疑う所見である．腱の周囲には液体貯留と思われる高信号域が認められ，腱鞘炎に相当する

表1　腱炎（tendinitis）と腱症（tendinosis）の違い

	腱炎	腱症
早期発見時の治癒期間	数日から2週間以内	6〜10週間
慢性期の治癒期間	4〜6週間	3〜6ヵ月間
保存的治療法	NSAIDs	collagen synthesis
頻度	稀	高頻度

（文献1より引用）

■ 症状

　足部内側の後脛骨筋腱に沿った痛みや腫脹を認める．足の内側アーチが減弱し**扁平足**になり，足の疲れやすさや歩きにくさも出現する．

■ 画像所見

　後脛骨筋腱の腫大，信号上昇を認める．腱の信号上昇は内果から舟状骨近傍の範囲にまで及ぶことがある．断裂するときは縦断裂を示す．腱鞘内液体貯留を伴い腱鞘炎も合併していることが多い．

> **症例❸** 57歳女性．扁平足と足の疲れあり．特に運動歴はない

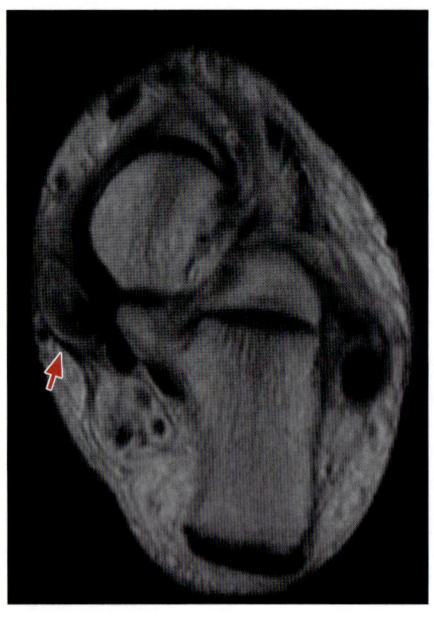

T2強調横断像：後脛骨筋腱の腫大と何スライスにもわたる内部の信号上昇を認める（→）．腱の辺縁は不整であり腱の正常な信号はほとんど呈していない．後脛骨筋腱の変性を示唆する所見であり，臨床的には後脛骨筋腱機能不全症と診断される

■ 鑑別疾患

- **外脛骨障害**：外脛骨は舟状骨内側後方に存在する副骨であり，後脛骨筋腱に埋没している場合と，舟状骨と不整な関節を形成しつつ後脛骨筋腱と結合している場合がある．足部内側の舟状骨付近の痛みを生じる．

▶▶▶ 撮影・読影の際，注意すること

1. 後脛骨筋腱の異常所見は，どの疾患名になったとしてもみな同じであり，運動歴や受傷機転，全身疾患の有無など，患者の状態とすり合わせて総合的に判断する必要がある

2. 後脛骨筋腱の信号変化の範囲が広い場合があるため，十分な撮影範囲をとること

3. 後脛骨筋腱の内果後方でのカーブはきついため，可能であればうつ伏せ底屈位もしくは通常位で底屈位を強めで，腱をまっすぐにして撮影すると評価が容易になる

<文　献>
1) Khan, K. M., et al.: Overuse tendinosis, not tendinitis: Part 1: A new paradigm for a difficult clinical problem. Phys Sportsmed, 28: 38-48, 2000
2) Wilson, J. J. & Best, T. M.: Common overuse tendon problems: A review and recommendations for treatment. Am Fam Physician, 72: 811-818, 2005

第2章 腱の損傷

B. 長母趾屈筋腱

01 狭窄性腱鞘炎
stenosing tenosynovitis of flexor hallucis longus tendon (FHL)

頻度 ★☆☆

症例❶ 33歳女性．母趾が曲がらない

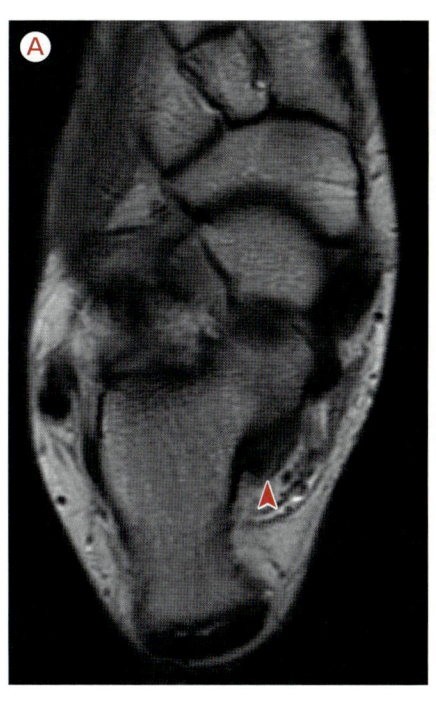

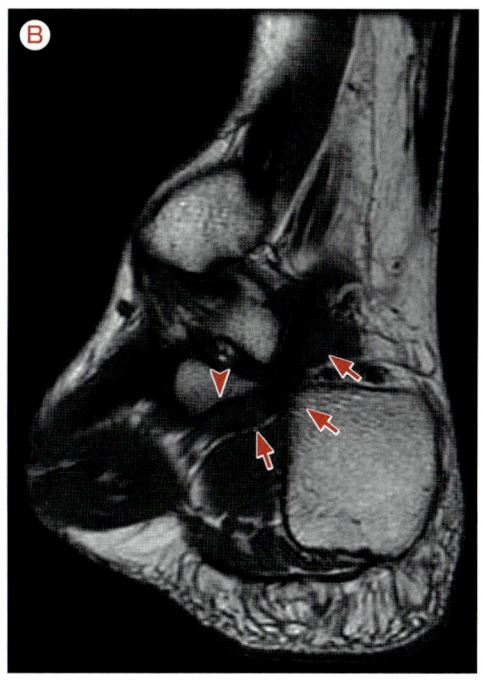

A) PD強調横断像：長母趾屈筋腱の腫大と信号上昇あり（▶）．周囲の脂肪織の信号も低下している．長母趾屈筋腱の腱炎/腱症が疑われる

B) T1強調斜矢状断像：線維骨性トンネルのレベルでの長母趾屈筋腱の腫大と信号上昇あり（▶）．長母趾屈筋腱周囲の腱鞘内に増殖する低信号域は，内果から線維骨性トンネルまで連続する線維増殖（→）であり，狭窄性腱鞘炎に一致する

■ 原因・病因

過度に足関節を底屈強制される運動によって発症する．シュル・ラ・ポワント（sur la pointe）の肢位（つま先立ちの肢位）と呼ばれる底屈肢位を頻繁に行うバレリーナに多い疾患とされる．そのほかはハイヒールの履きすぎなども原因となる[1]．

■ 症状

足関節の後内側から足部内側にかけての痛み．母趾の背屈で痛みが誘発する．母趾を曲げようと下腿に力を入れても**母趾が曲がらない**．

■ 画像所見

　長母趾屈筋腱の走行する**線維骨性トンネル**（fibro-osseous tunnel：載距突起の下面で踵骨の内側）部位での腱鞘炎であり，腱鞘の線維性増殖を伴う．腱鞘内の液体貯留は存在することもあるが，大部分の症例で認めない．腱そのものの腫大と変性を示唆する内部の信号上昇を認める．

■ 鑑別疾患

- **三角骨障害による後方インピンジメント症候群**（p143）：三角骨が足関節底背屈時に脛骨や踵骨と衝突し，足関節後方の痛みを生じる疾患．三角骨近傍を走行する長母趾屈筋腱も同時に挟まれることがあり，長母趾屈筋腱の機能障害が発生する．
  障害の部位が距骨後方に限局していること，三角骨の浮腫性変化や長母趾屈筋腱の腱鞘内液体貯留，周囲の軟部組織の浮腫性腫脹などが鑑別となる点である．

▶▶▶ 撮影・読影の際，注意すること

1. 内果から載距突起にかけての腱鞘内線維増殖である．撮影範囲を十分に広くとること．また，母趾が曲がらないから，という理由で「母趾」にターゲットをしぼった撮影はしないようにする
2. 長母趾屈筋腱の内果から載距突起のカーブの撮影の際は，腱の走行に合わせた斜矢状断像がよい
3. magic angle effectが発生しやすいため，T2強調像を1本加え，腱の信号変化の信憑性を確実にすること

<文　献>
1) Stoller, D. W.：Chapter 5, the ankle and foot. In: Magnetic resonance imaging in orthopaedics and sports medicine 3rd edition. (David W. Stoller. ed), pp733-1050, Lippincott Williams and Wilkins, 2007

第2章 腱の損傷

B. 長母趾屈筋腱

02 交差部腱鞘炎
intersection syndrome of foot

頻度 ★☆☆

症例❶ 20代男性．大学でサッカー部．試合中，強く踏み込んだ後，足底部中央部の痛みが突然発生し，足をつくことが不可能になった

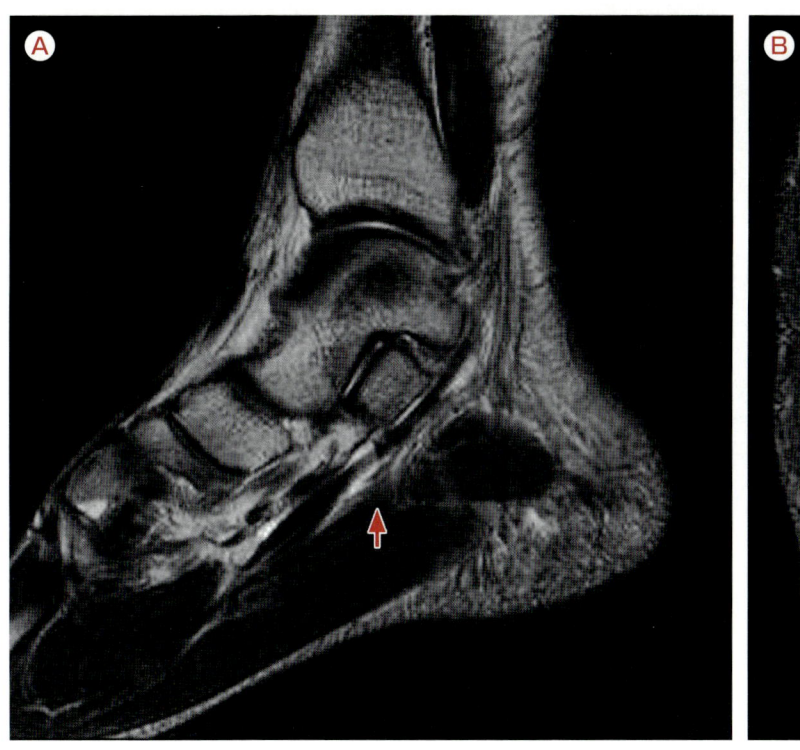

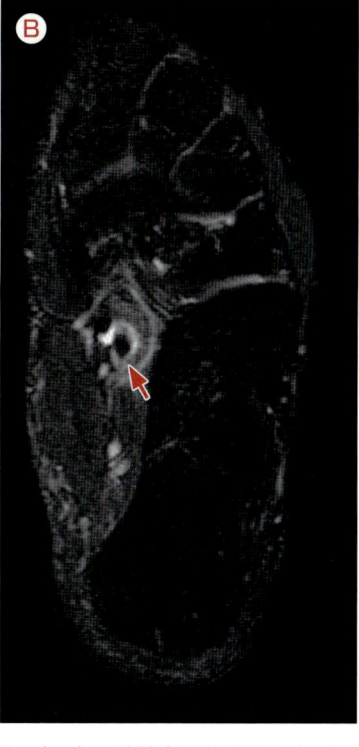

A）T2強調矢状断像：長母趾屈筋腱の周囲に局所的な液体貯留が認められ（→），腱鞘内液体貯留および腱鞘炎の所見に一致する．長母趾屈筋腱の信号上昇や腫大は認めない

B）STIR横断像：長母趾屈筋腱と長趾屈筋腱の交差する領域（master knot of Henry）に一致して腱鞘内液体貯留を認める（→）

■ 原因・病因

　長母趾屈筋腱と長趾屈筋腱は内果のレベルで非常に近接して走行しているが，舟状骨のレベルで交差するとされる．腱の運動により，交差部で腱同士が擦れあう現象がある．これは，intersection syndrome と呼ばれる病態であり，腱鞘炎や腱の変性を起こす．intersection syndrome は，手関節の長母指外転筋と短母指伸筋の筋腹が長・短橈側手根伸筋腱と交差する部位での炎症性変化についての報告が多い．足部のintersection syndrome は Lui ら[1]，Thakur ら[2] の報告のみである．

症例❷ 50代女性．自転車で毎日新聞配達をしている．足の裏で自転車のペダルが踏めない

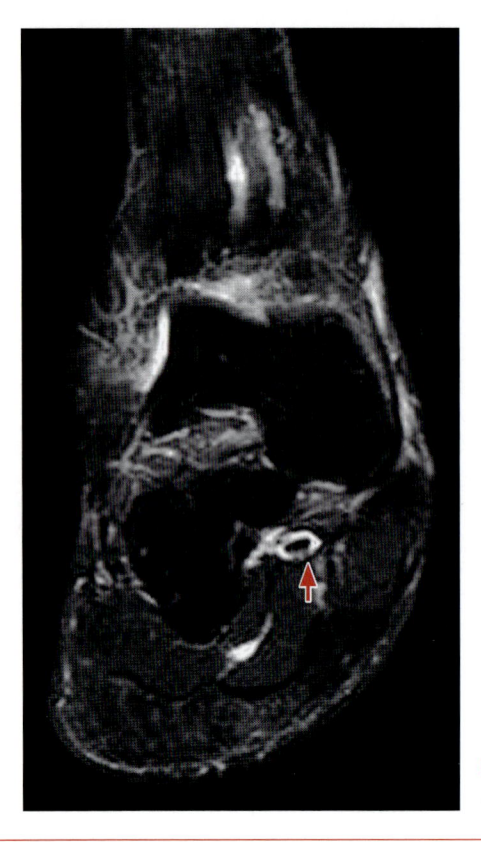

STIR冠状断像：master knot of Henryの領域に一致して液体貯留あり（→）

■ 症状

足底部中央の強い疼痛であり，運動中に突然発生することもあれば，運動の最中にだんだん痛みが生じることもある．足をつけず，歩行が困難になる．痛みのため足趾の運動もできない．足底を強く圧迫し，なおかつ足趾を屈曲する動作をする行為があったか確認する．

■ 画像所見

master knot of Henryの領域の長母趾屈筋腱および長趾屈筋腱の腱鞘内液体貯留が認められる．腱の信号変化はあるときとないときがあるが，ほとんどの症例では腱鞘内の液体貯留のみである．

■ 鑑別疾患

- jogger foot：内側足底神経の慢性絞扼による踵部や内側縦軸アーチの痛み，足趾のしびれを認める．master knot of Henryのレベルで障害をうけやすい．マラソンランナーに多い．

参考❶ 正常ボランティアによるmaster knot of Henryの解剖

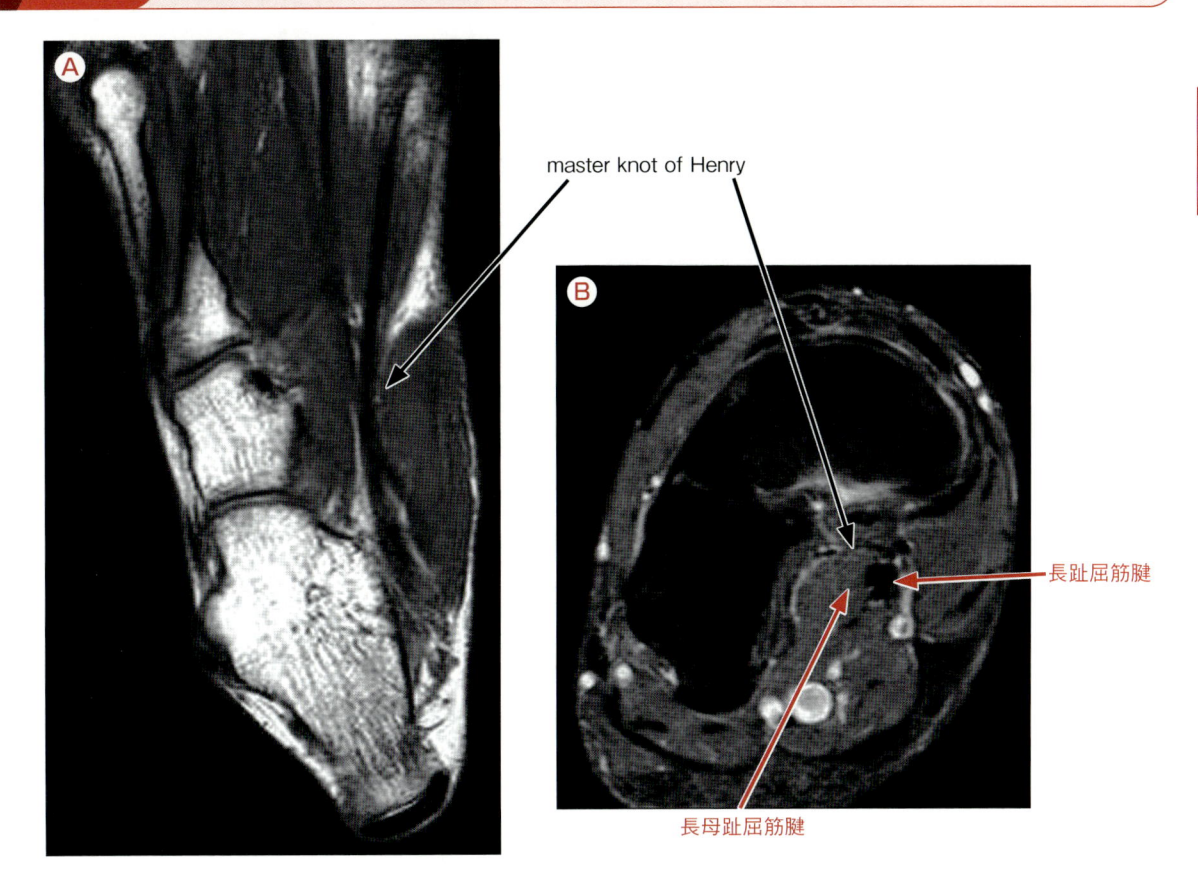

A）DESS横断像
B）STIR冠状断像：master knot of Henryは舟状骨のレベルで長母趾屈筋腱と長趾屈筋腱が交差する点をさす．近傍に母趾外転筋が存在しており，筋肉に囲まれている

▶▶▶ 撮影・読影の際，注意すること

1 所見が非常に地味で小さい．すべての疾患の否定ができて，なおかつmaster knot of Henryのポイントに限局した液体貯留があるときに交差部腱鞘炎を疑う

2 master knot of Henryは横断像ではかなり足底部よりに存在するため，横断像での撮影は範囲を多めにとる必要がある

3 冠状断での撮影がわかりやすいので追加する

＜文　献＞
1）Lui, T. H. & Chow, F. Y.：Intersection of the foot：treated by endoscopic release of master knot of Henry.Knee Surg Sports Traumatol Arthrosc, 19：850-852, 2011
2）Thakur, N. & Leswick, D. A.：Case of the month #167：flexor hallicus longus tendon tear distal to the master knot of Henry.Can Assoc Radiol J, 62：154-157, 2011

第2章 腱の損傷

C. 腓骨筋腱

01 短腓骨筋腱損傷
tear of peroneus brevis tendon

頻度 ★☆☆

症例❶ 50代女性．詳細は不明であるが，足関節外果の痛みがあり

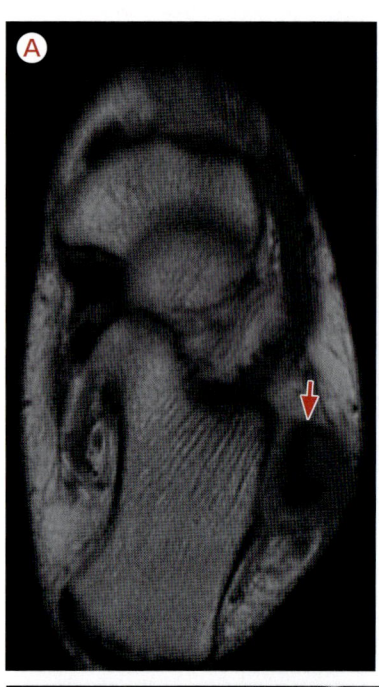

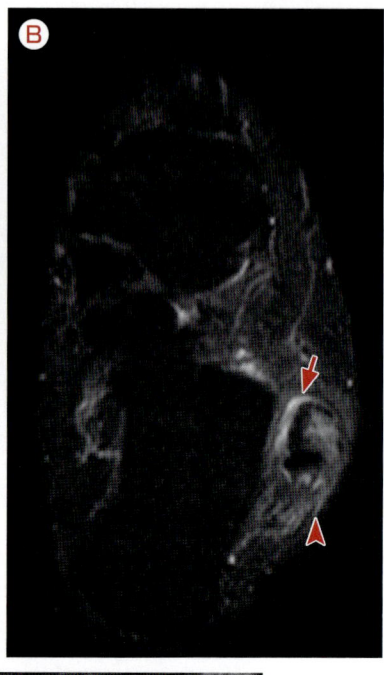

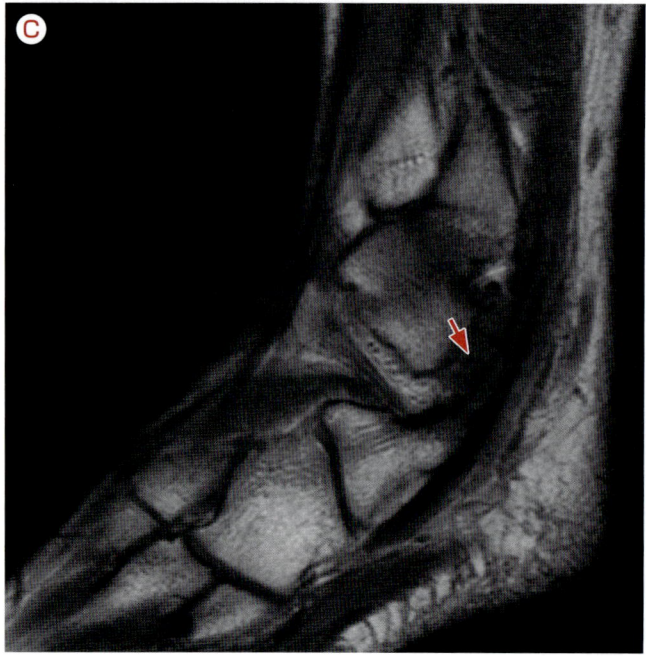

A）足関節MR T1強調横断像：短腓骨筋腱は半月状の形態を示し（→），縦断裂を示唆する．背側の長腓骨筋腱に異常を認めない

B）足関節MR STIR横断像：縦断裂し，半月状の短腓骨筋腱（→）の周囲で背側は支帯に沿うように淡い高信号域が広がっており（▶），血腫や炎症に伴う浮腫性変化と考えられる

C）足関節MR T1強調矢状断像：不均一に狭小化した短腓骨筋腱を認める（→）

■ 原因・病因

短腓骨筋腱は**足関節の底屈**と，**足部の外がえし**を行う．短腓骨筋腱の断裂は先行する使いすぎによる腓骨筋腱の変性がベースにある場合と，運動による外傷による原因と2通り存在する．中高年より**若年のスポーツ選手に多い**．腱の周囲の解剖学的な構造（腓骨筋支帯の機能不全，踵腓靭帯の肥厚，腓骨筋腱溝の低形成や不整など）が短腓骨筋腱の変性を発生させる．特に**足関節の背屈位**において，短腓骨筋腱は腓骨筋腱溝と長腓骨筋腱に挟まれるため，変性損傷を起こしやすいとされる[1]．

■ 症状

断裂部分の運動時痛や腫脹を自覚する．中高年ではあまりはっきりした症状として出ないこともある．足関節捻挫後に外果周囲の痛みが続くような場合は，短腓骨筋腱断裂の可能性を考える．

■ 画像所見

短腓骨筋腱の損傷は縦断裂であり，横断像では**半月状の形状**を示すのが特徴である．背側の長腓骨筋腱に被さるように認められる．

■ 鑑別疾患

- **外側靭帯損傷**：前距腓靭帯損傷（p20）や踵腓靭帯損傷（p23）と痛みや腫脹の部位が類似しているため，理学的所見のみでは鑑別がつかないこともある．
- **ゲタ骨折**：短腓骨筋腱の第5中足骨付着部の裂離骨折である．受傷部位が異なる．

▶▶▶ 撮影・読影の際，注意すること

1. 短腓骨筋腱の形状が**半月状**であれば，断裂と判断してよい．腓骨筋腱の走行の解剖を普段から把握している必要がある
2. 短腓骨筋腱の縦断裂の範囲は矢状断で把握しやすい
3. 外側靭帯損傷の合併もあるので，**前距腓靭帯や踵腓靭帯損傷**の有無も確認する
4. **上腓骨筋支帯**や**fibrous ridge**（p47）の損傷の有無も確認すること

<文　献>
1) Wang, X. T., et al.: Normal variants and diseases of the peroneal tendons and superior peroneal retinaculum: MR imaging features. Radiographics, 25: 587-602, 2005

第2章 腱の損傷

C. 腓骨筋腱

頻度 ★★☆

02 長腓骨筋腱炎／腱症
tendinitis/tendinopathy of peroneus longus tendon

症例❶ 17歳男性．テニス中に足部外側の痛みあり

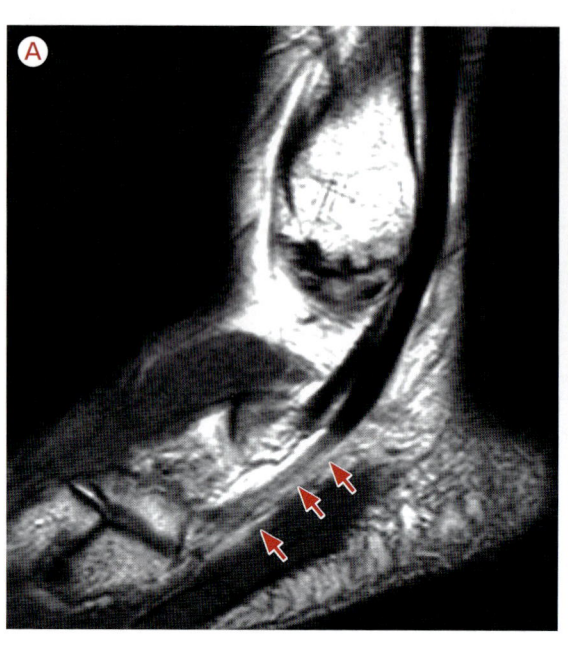

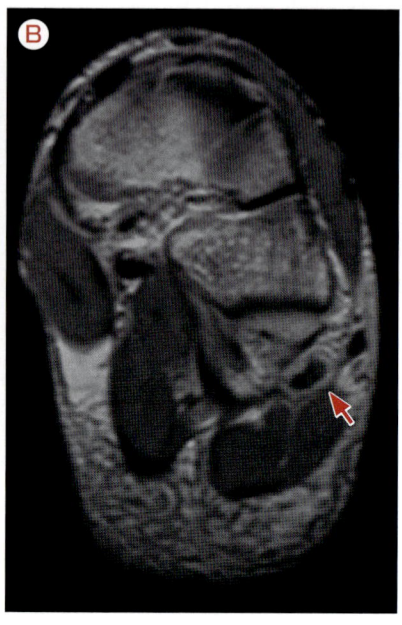

A）T2強調矢状断像：腓骨筋滑車のレベルからやや前足部にかけて長腓骨筋腱の信号上昇を認める（→）．長腓骨筋腱の腱炎（腱症）に一致する．T2強調像で信号上昇が確認されることより，magic angle effectではないと思われる
B）T1強調斜冠状断像：長腓骨筋腱の内部に信号上昇が認められる（→）．腱の腫大は認められず，比較的時間の経過している変化と推測される

■ 原因・病因

　長短腓骨筋腱は腓骨筋腱溝と呼ばれる腓骨背側に存在する狭い溝を走行し，外果で急激にカーブする．外果を通過すると踵骨外側壁に突出する腓骨筋滑車に接して前足部へ向かって走行する．このような解剖学的構造より，運動によって**腓骨筋腱が腓骨や踵骨と擦れることで腱炎（腱症）を惹起する**．長腓骨筋腱の場合は，立方骨の下面（立方骨トンネル：cuboid tunnel）でさらにカーブするため，立方骨との摩擦による腱炎（腱症）もある．足を酷使するスポーツを行う患者やバレエダンサーに多い．また合わない靴による圧迫も腱と骨への摩擦を促す原因となる．

症例❷ 20代男性．サッカーの際の足部外側から足底部の痛み

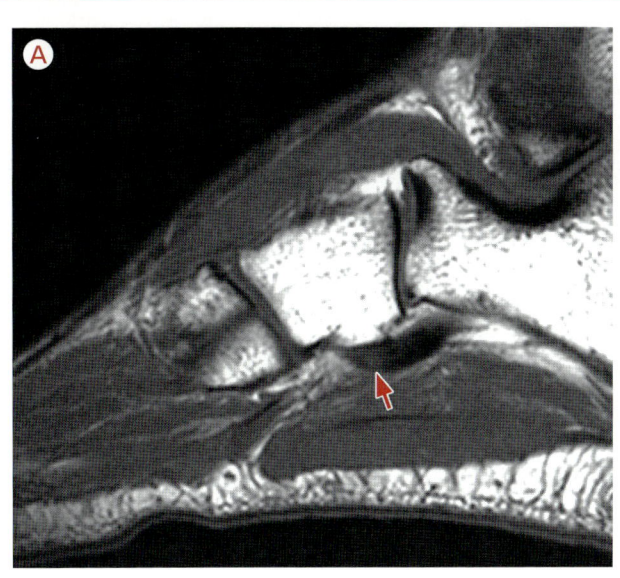

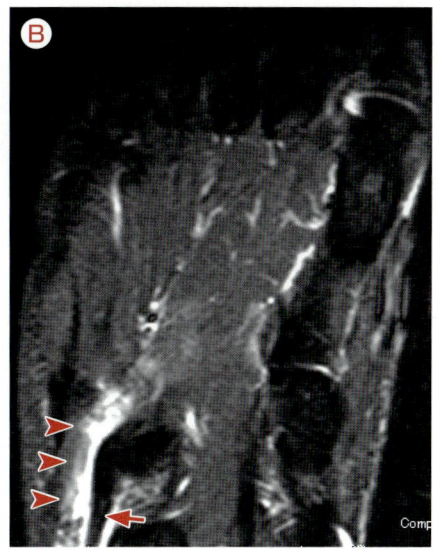

A) **T1強調矢状断像**：立方骨の底面を走行する長腓骨筋腱の軽度腫大と信号上昇を認め（→），腱炎（腱症）に一致する
B) **STIR横断像**：長腓骨筋腱の信号上昇（→）と周囲の液体貯留（▶）を認める

■ 症状

外果下方から踵骨外側部の腫脹や痛みが多い．立方骨のレベルでは足底部の痛みも加わる．特に運動時痛が顕著で，足部を底屈回内すると痛みを誘発できる．足底部から母趾に向かう（腱の走行に沿った）痛みもある[1]．

■ 画像所見

長腓骨筋腱の腫大，信号上昇を認める．腱鞘内の液体貯留も認められ，腱鞘炎を合併していることも多い．またその周囲の軟部組織の腫脹を伴う．腓骨筋滑車の過形成がある症例では，滑車の骨髄信号上昇を伴う場合もある．

■ 鑑別疾患

- **os peroneum障害**：長腓骨筋腱内に存在する副骨の炎症性変化やそれに付随する長腓骨筋腱障害のこと．立方骨下部にos peroneumが存在する．単純X線写真やCTでos peroneumを確認する．MRIではos peroneumの分節化や周囲の腱の変性を確認する（p141）．

参考❶ 腓骨筋滑車の解剖

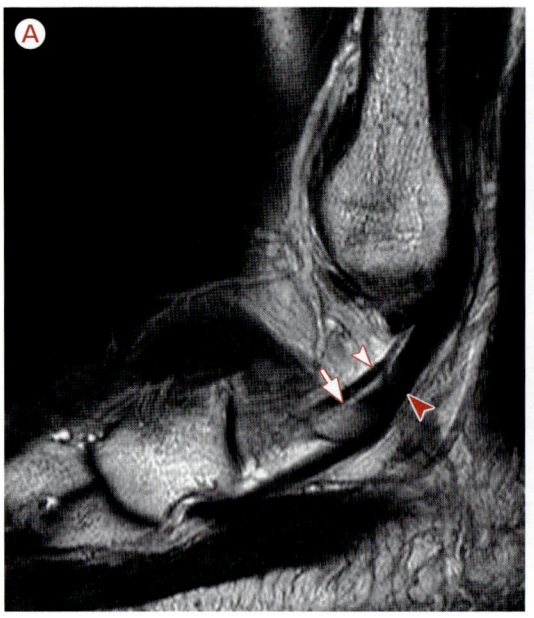

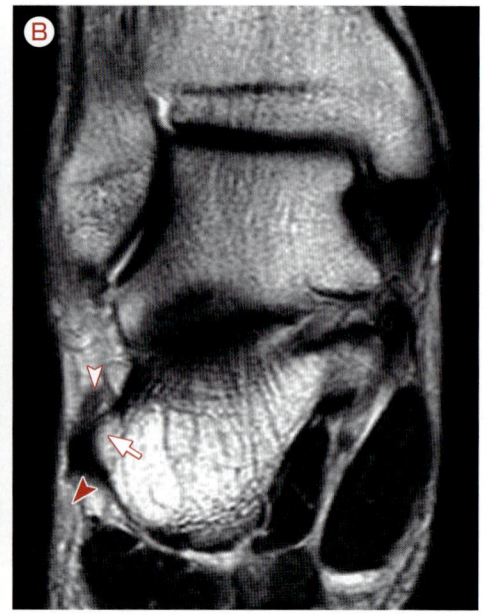

A）T2強調矢状断像，B）冠状断像：腓骨筋滑車（⇒）は踵骨の外側壁に認められる骨性突起であり，短腓骨筋腱（▷）と長腓骨筋腱（▶）を隔てる役割がある．個体差があり，非常に発達しているものもあれば，ほとんど存在しないものもある

▶▶▶ 撮影・読影の際，注意すること

1. 長腓骨筋腱の走行は短腓骨筋腱より長いため，痛みの部位を明確にしてからMRIの範囲を決めること

2. 外果のカーブの領域は，magic angle effectが発生しやすいため，T2強調像で腱の信号上昇が存在するか確認すること

3. 足底部の痛みを伴う場合は，横断像はリスフラン関節のレベルまで含め，なおかつ足底ぎりぎりまで撮影する必要がある．通常の横断像の範囲では腓骨筋腱の走行は追えない

<文　献>
1) Wang, X. T., et al.: Normal variants and diseases of the peroneal tendons and superior peroneal retinaculum: MR imaging features. Radiographics, 25: 587-602, 2005

第2章 腱の損傷

C. 腓骨筋腱

頻度 ★★☆

03 腓骨筋腱脱臼
dislocation of peroneus tendon

症例 ❶ 18歳男性．サッカー中に足関節の強い内反強制あり．外果近傍の痛みと不安定感あり

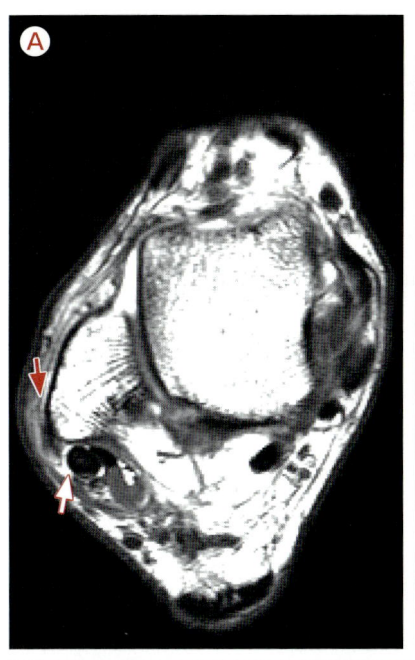

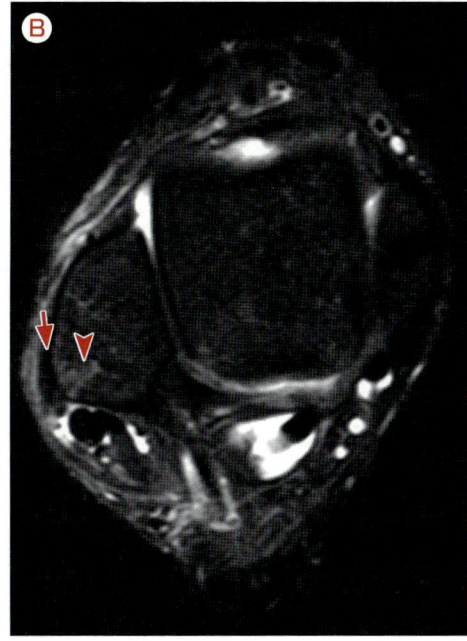

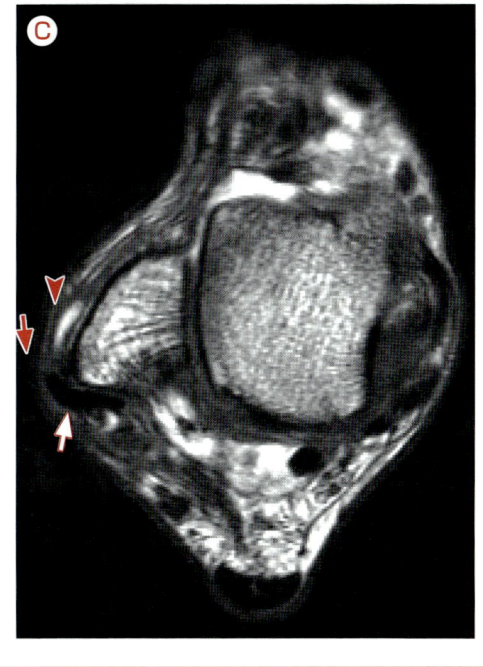

A）**DESS横断像**：fibrous ridgeの辺縁不明瞭化を認める（→）．通常肢位ではfibrous ridgeの付着部に異常を認めない．長腓骨筋腱の内部の信号上昇があり（⇢）変性が疑われる

B）**STIR横断像**：辺縁不明瞭なfibrous ride（→）が付着している外果外側に高信号を認める（▶）

C）**DESS横断像（背屈位撮影）**：背屈位でのMRI撮影において，長腓骨筋腱は外側へ移動しており，脱臼を示す（⇢）．fibrous ridgeは長腓骨筋腱の外側に存在し，外果からはがれていることがわかる（→）．外果前外側には液体貯留（▶）があり，仮性嚢である

■ 原因・病因

腓骨筋腱脱臼は先天性脱臼と後天性脱臼があり，先天性の場合は上腓骨筋支帯の欠損や短腓骨筋腱の筋腹の腫大が原因とされる．後天性の場合は腓骨筋腱溝の低形成（扁平足から発生する脱臼），外果周囲の外傷（捻挫や裂離骨折など）が原因となる．ここでは外傷に伴う脱臼について述べる．

■ 症状

外果周囲に弾発音や腓骨筋腱の逸脱に伴う不安定感や強い痛みを自覚する．外果に索状物を触れる場合もある．受傷直後の場合では外果に出血斑や腫脹がある．時間が経過した脱臼の場合では，他動的にも，患者自身によっても脱臼を再現可能なこともある．

■ 画像所見

通常の肢位でのMRI撮影では腓骨筋腱の脱臼は認められない．背屈位でのMRI撮影で腓骨筋腱が外果外側に乗り上がる像を呈すれば，脱臼の直接所見として有用であるが，実際の臨床現場で撮影するのは困難なことが多い．通常肢位での撮影で，脱臼の存在が疑われる所見としてはfibrous ridgeの不明瞭化や断裂を見るとよい．fibrous ridgeの付着部近傍に骨髄浮腫を認めることがあるが，受傷早期に限定した所見であり，受傷約2ヵ月程度ほどで浮腫は認められなくなる．また上腓骨筋支帯の肥厚や断裂も脱臼を疑う所見ではあるが，断裂していない場合もある．

■ 鑑別疾患

- **外側靱帯損傷**：外側靱帯損傷は圧倒的に頻度が高いため，脱臼であっても，外側靱帯損傷と臨床診断されることが多い．外果の痛みが長期にわたる場合では脱臼を考慮する必要がある（p20，p23参照）．

▶▶▶ 撮影・読影の際，注意すること

1. 脱臼は，まず疑わないと画像診断できないことに注意
2. fibrous ridgeの形状が不整であるときは脱臼を疑うことができる
3. 時間の経過した脱臼の場合ではfibrous ridgeが存在しない場合もある
4. 外傷直後のMRIで，外果後方（fibrous ridge付着部）に骨髄浮腫がある場合は脱臼の可能性がある

＜参考文献＞
- Wang, X. T., et al.: Normal variants and diseases of the peroneal tendons and superior peroneal retinaculum: MR imaging features.features.Radiographics, 25: 587-602, 2005
- Oden, R. R.: Tendon injuries about the ankle resulting from skiing. Clin Orthop Relat Res, 21: 63-69, 1987

第2章 腱の損傷

D. アキレス腱

01 アキレス腱断裂
rupture of Achilles tendon

頻度 ★★★

症例❶ 30代女性．バスケットボール中の踏み込み動作で受傷

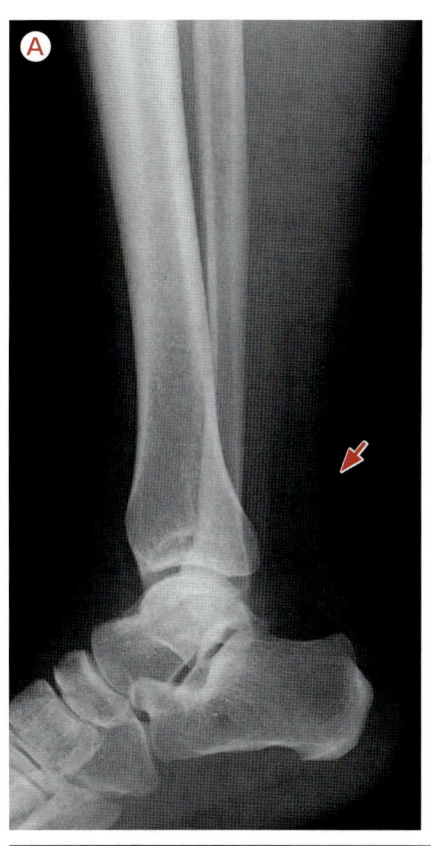

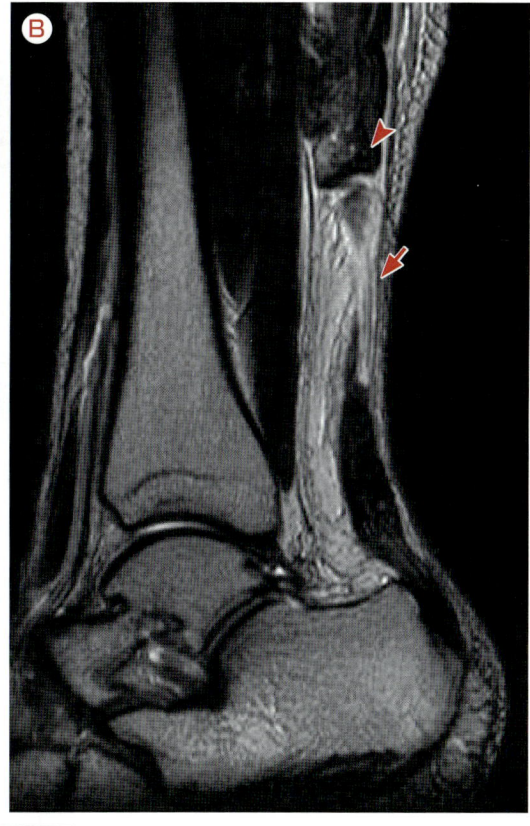

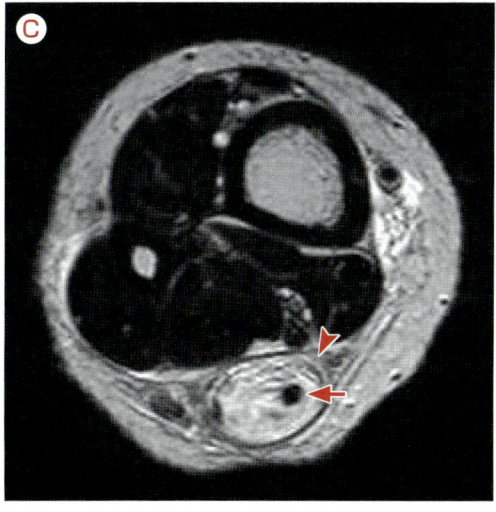

A) **単純X線写真側面像**：アキレス腱に相当する軟部濃度陰影はやや肥厚している（→）．アキレス腱前方のKager's fat padの辺縁がやや不明瞭化している

B) **T2強調矢状断像**：アキレス腱は上方で断裂している（→）．上方の断端は巻き上げられて縮んでいる（corkscrew sign：▶）

C) **横断像**：アキレス腱断裂部分（→）．パラテノンがリング状の線維成分として認められる（▶）

■ 原因・病因

アキレス腱は人体最大の腱であり，腓腹筋とヒラメ筋の合同腱である．腱鞘は存在せず，**アキレス腱周囲膜（パラテノン）**に包まれて存在している．アキレス腱は**腓腹筋・ヒラメ筋の急激な収縮**により断裂する．アキレス腱の変性がベースにあり，これに外力が加わり断裂するとされる．このため，比較的年齢の高い運動選手（30代以降）にみられることが多い．断裂部位はアキレス腱を栄養する血管の疎な領域である踵骨付着部から3〜6 cm上方の背側に多い．Kager's fat padに近接している領域は血流に恵まれるため断裂部位にはならないことが多い．

■ 症状

踵を鈍器で殴られたような感じや，ぶちっという腱が切れる感覚を自覚し，激しい痛みとともに歩行困難になる．断裂部は陥凹し周囲は強い腫脹を認める．足関節の底屈力の減弱が起こる．

■ 画像所見

単純X線写真ではアキレス腱に相当する軟部濃度の肥厚や不明瞭化が認められる．MRIでは，低信号を示すアキレス腱の連続性が失われているのが確認できる．アキレス腱の変性があるため，アキレス腱内部の信号上昇を認める．周囲には血腫が存在する．

■ 鑑別疾患

- **踵骨骨折**：アキレス腱の牽引による踵骨の裂離骨折であり，単純X線写真上，踵骨後方隆起のアキレス腱付着部の骨片が同定可能である（p63）．

▶▶▶ 撮影・読影の際，注意すること

1 アキレス腱断裂と臨床診断されてからの撮影が多いため，撮影や読影に困ることは少ないと思われる

2 アキレス腱の断端部のギャップが大きいと手術方法が変わるため，ギャップが大きいときは計測するとよい

3 アキレス腱は保存療法にしても手術療法にしても紡錘状に腫大することが多い．200％ほど腫大しても反応性変化とみてよい

4 内部の信号変化は術後の場合でも保存的にみても徐々に低下してくることが多い．これは変性が治ったわけではなく，アキレス腱の断裂に伴う炎症性変化が消褪したためと考えられる

＜参考文献＞
- Stoller, D. W.: Chapter 5, the ankle and foot. In: Magnetic resonance imaging in orthopaedics and sports medicine 3rd ed, pp733-1050, Lippincott Williams and Wilkins, 2007
- Schepsis, A. A., et al.: Achilles tendon disorders in athletes. Am J Sports Med, 30: 287-305, 2002

第2章 腱の損傷

D. アキレス腱

02 アキレス腱炎（腱症），アキレス腱周囲炎，アキレス腱付着部炎（付着部症）
Achilles tendinitis (tendinopathy), Achilles peritendinitis, enthesopathy of Achilles tendon

頻度 ★★★

症例❶ 80歳女性．アキレス腱周囲の痛みと腫脹あり〔アキレス腱炎（腱症）〕

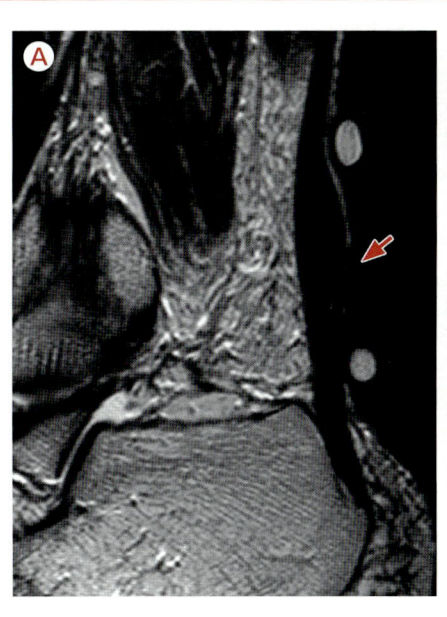

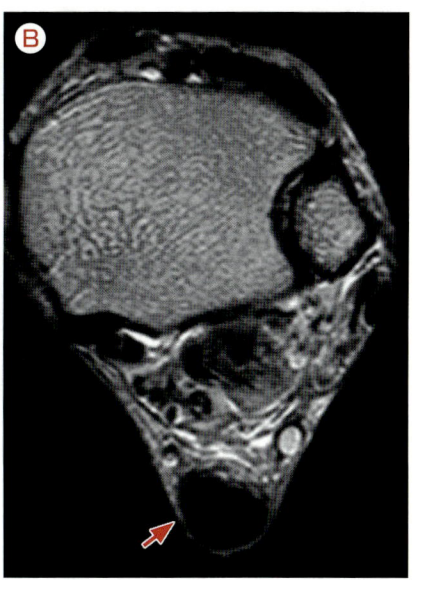

A) T2強調矢状断像：アキレス腱は紡錘状に腫大しており，アキレス腱炎（腱症）に一致する（→）．内部に信号上昇は認められない．Kager's fat padが不規則な高信号を示しており浮腫を疑う

B) T2強調横断像：アキレス腱は丸みを帯びており，これもアキレス腱炎（腱症）の所見である（→）．パラテノンの描出は認められない

■ 原因・病因

1) アキレス腱炎（腱症），アキレス腱周囲炎

　　陸上競技のような運動選手に多い．使いすぎによるアキレス腱やパラテノンの微細損傷・出血などによる変性が，これらの疾患の本体である．

2) アキレス腱付着部炎（付着部症）

　　アキレス腱と踵骨との付着部に限局した障害であり，腱と骨を結合する線維軟骨の炎症性変化を伴う腱の変性を認める．運動選手以外にもみられ，自己免疫疾患との関係も深い．

症例❷ 30歳男性．マラソン選手．アキレス腱部分の痛み〔アキレス腱症とアキレス腱周囲炎〕

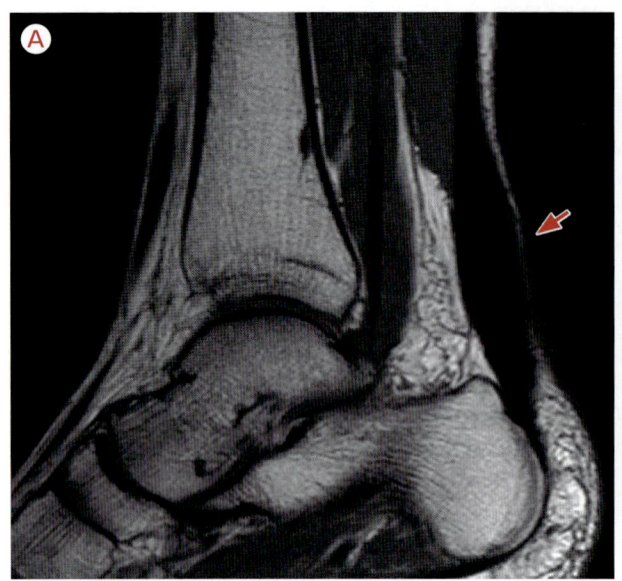

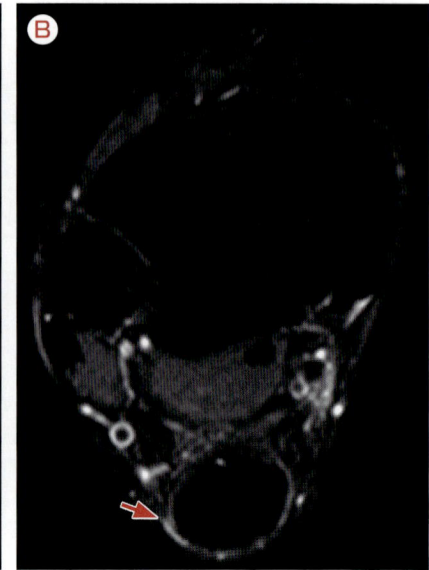

A）**T1強調矢状断像**：アキレス腱の紡錘状の腫大あり（→），アキレス腱症に一致する
B）**脂肪抑制T2強調横断像**：アキレス腱の円形の腫大とアキレス腱を取り囲むように薄い高信号の線状域を認める（→）
パラテノンを炎症性肥厚を示唆する所見であり，アキレス腱の深部に達する場合は重度のアキレス腱周囲炎を意味する

■ 症状

運動時のアキレス腱の痛み，腫脹や熱感を認める．進行すると安静時にも疼痛が続くようになり，歩行困難になる．アキレス腱炎（腱症）の際のアキレス腱の腫脹は，アキレス腱断裂の好発部位と同様にアキレス腱踵骨付着部より3～6cm上方に存在する．また，アキレス腱炎（腱症）では足関節の**背屈位**で痛みが増強する．さらに足関節の**底背屈**によって痛みの部位が変化する．アキレス腱周囲炎は足関節の底背屈で痛みの部位は変わらない．アキレス腱付着部炎（付着部症）は**踵骨後方部分**の痛みを訴える．

■ 画像所見

アキレス腱炎（腱症）では**アキレス腱の紡錘状の腫大**を認める．内部に変性を示唆する高信号域を伴う．アキレス腱周囲炎はアキレス腱を取り囲む**パラテノンの肥厚**が高信号として認められる．また，**Kager's fat padの信号上昇**も伴う．アキレス腱付着部炎（付着部症）では踵骨付着部に一致した腫大と信号上昇を認める．踵骨の骨髄信号を伴うこともある．またアキレス腱の内部に骨の形成を認めることもある．これらのアキレス腱の障害では，アキレス腱前方と後方の滑液包が発達し，**帯状の液体貯留**として認められることも多い．

02 アキレス腱炎（腱症），アキレス腱周囲炎，アキレス腱付着部炎（付着部症）

症例❸ 40代男性．運動歴は特になし．踵の痛みあり〔アキレス腱付着部炎〕

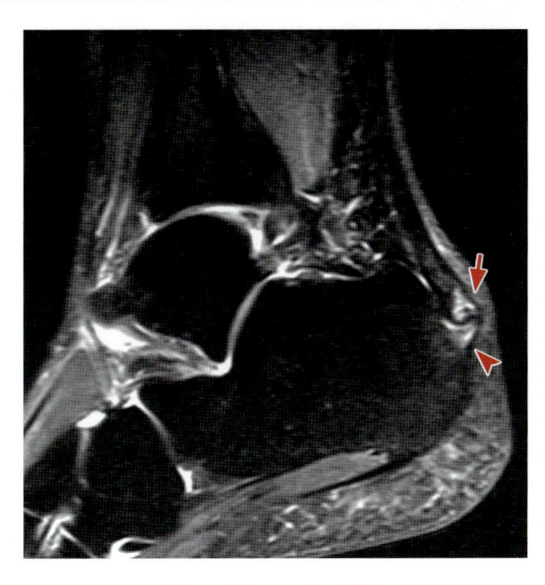

STIR矢状断像：アキレス腱の踵骨付着部の限局性腫大と信号上昇を認める．アキレス腱内部に骨の形成（→）を認める．アキレス腱付着部の踵骨の骨髄浮腫を認める（▶）．アキレス腱付着部炎（付着部症）である

第2章　腱の損傷

■ 鑑別疾患

- **腱黄色腫症**：高脂血症がある患者の腱の肥厚を指す．アキレス腱や指の伸筋腱にみられる（アキレス腱が代表的）．MRI上ではアキレス腱の高度な肥厚として認められ，臨床情報がなければ画像のみでアキレス腱炎（腱症）との鑑別は困難．逆に臨床情報があれば，全く異なる機序であるため診断に苦慮することはない．

▶▶▶ 撮影・読影の際，注意すること

1. これらのアキレス腱の障害は合併することが多い
2. アキレス腱は足先に向かって凹面を形成するのが正常であり，横断像で楕円形もしくは円形を呈している場合はアキレス腱の腫大と判断できる
3. 正常では，パラテノンは描出されない．STIRや脂肪抑制T2強調像でアキレス腱を取り囲む高信号域を認めれば，パラテノンの肥厚と炎症性変化が存在するといえる
4. アキレス腱付着部炎（付着部症）の場合は，掌蹠膿疱症（しょうせきのうほうしょう）や乾癬が原因である場合もあるので，これらの疾患の有無にも注意する

＜参考文献＞
- Stoller, D. W.: Chapter 5, the ankle and foot. In: Magnetic resonance imaging in orthopaedics and sports medicine 3rd edition. (David W. Stoller.ed), pp733-1050, Lippincott Williams and Wilkins, 2007
- Schepsis, A. A., et al.: Achilles tendon disorders in athletes. Am J Sports Med, 30: 287-305, 2002

第2章 腱の損傷　　頻度 ★★★

E. 足底腱膜

01 足底筋膜炎・腱膜炎
plantar fasciitis

症例❶ 30代男性．バスケットボールの選手．踵底部の痛み

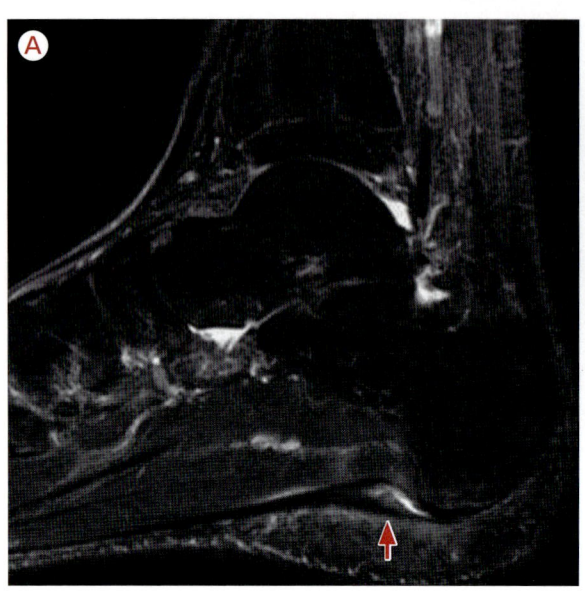

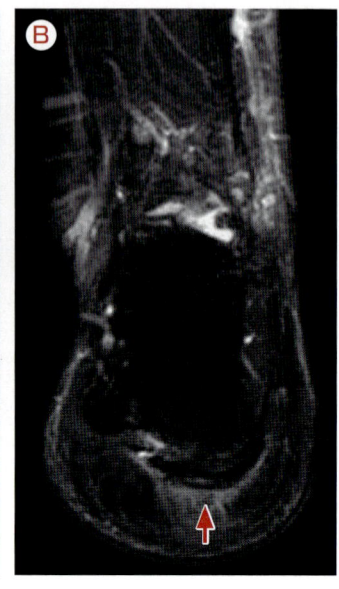

A) STIR矢状断像：足底腱膜の踵骨付着部側のレベルで，腫大と内部の信号上昇を認める（→）．断裂は認められない．踵骨の骨髄浮腫と思われる，わずかな信号上昇も伴っている

B) STIR冠状断像：足底腱膜内部の信号上昇（→），足底脂肪組織の信号上昇を認める

■ 原因・病因

　足底筋群を覆う筋膜を足底筋膜と呼び，その中央部分は強靭な線維成分を形成し足底腱膜と称する．これらの障害を足底筋膜炎・腱膜炎と呼ぶ．足底筋膜は足のアーチの保持を行い，足部の衝撃吸収や安定化を図る働きがある．ランニングやジャンプを頻繁に行うスポーツに好発し，足底筋膜の牽引力と荷重による圧力で変性が起こるとされる．中高年では立ち仕事などによる足の負担で足底筋膜の過負荷が起こり，スポーツと関係なく発症することがある．

■ 症状

　起床時の足の使いはじめに踵骨下内側の痛みを自覚する．ランニングや歩行といった運動の開始時に痛みが強く，運動を続けていくと痛みが軽減しやすい．スポーツ選手の場合は，運動量の増加や運動内容の変更を契機に発症することがあり，症状は運動中に

01 足底筋膜炎・腱膜炎

症例❷ 30代男性．マラソン選手．足底(部)の痛みで走れなくなる

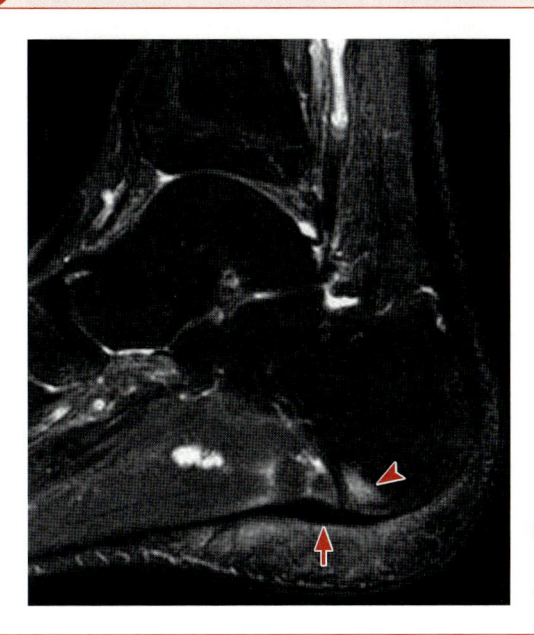

STIR矢状断像：足底腱膜の紡錘状の腫大を認める（→）．内部の信号上昇は指摘できない．踵骨の骨髄信号上昇が目立っている（▶）

限る場合が多い．踵骨隆起の内足部に圧痛を伴うことが唯一の症状であり，腫脹や発赤，熱感は認めない．

■ 画像所見

単純X線写真やCTでは踵骨棘と呼ばれる足底腱膜内の骨棘を認めることがある．これは症状との関連性は薄いとされる．

MRIでは足底腱膜の腫大・内部の信号上昇を認める．足底腱膜の付着している踵骨の骨髄浮腫を伴うこともある．

■ 鑑別疾患

・**足底部脂肪織炎**：足底部脂肪織の炎症性変化で信号上昇や液体貯留を伴う．踵骨直下に発症する．
・**足底線維腫**：足底腱膜に一致して発生する線維性腫瘍である．踵骨付着部よりやや遠位部に発生することの方が多い．

▶▶▶ 撮影・読影の際，注意すること

1. 運動歴や独特の圧痛の部位などより，臨床診断は容易である
2. MRIでは踵骨下部を中心に撮影する．矢状断での評価が最も指摘しやすい
3. 近年，超音波を用いて足底腱膜の疼痛除去，温熱効果で局所の回復を図る治療も行われている（**体外衝撃波疼痛除去治療**）．症状の改善とともにMRIで認められてい

第2章 腱の損傷

た足底腱膜の信号上昇や腫大も改善を認める場合もある．足底筋膜炎の治療のほかに，足部ではアキレス腱炎やアキレス腱付着部炎などでも同様の治療が行われている[1]

＜文　献＞
1) Vulpiani, M. C., et al.: Extracorporeal shockwave therapy (ESWT) in Achilles tendinopathy. A long-term follow-up observational study. J Sports Med Phys Fitness, 49: 171-176, 2009

第3章 骨折

頻度 ★☆☆

A. 外傷による骨折

01 脛骨天蓋部骨折
plafond fracture, pilon fracture

症例❶ 50代女性．交通外傷

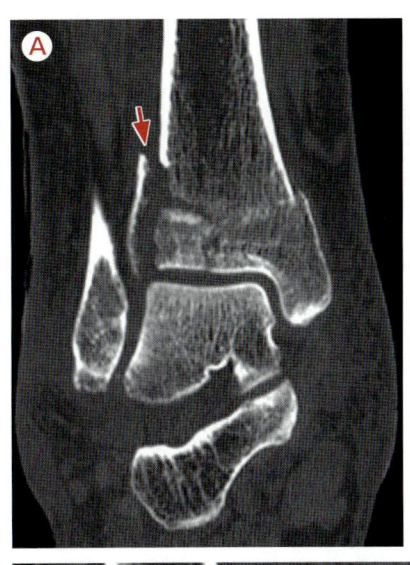

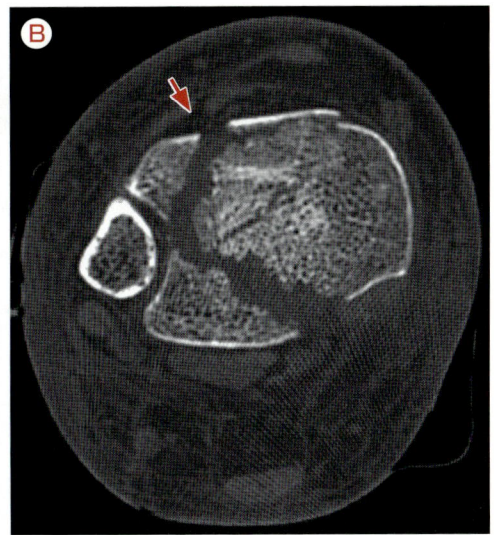

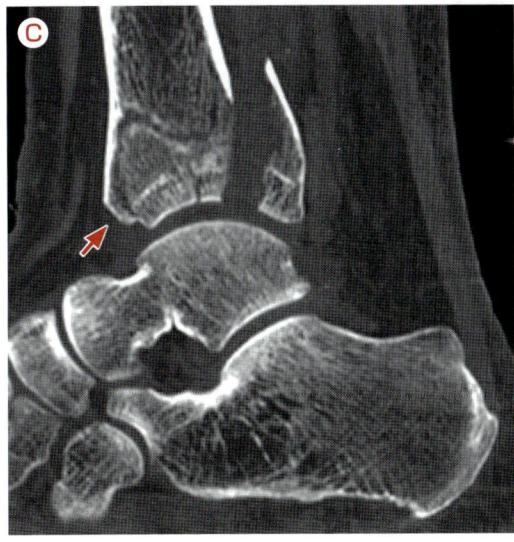

A) **CT MPR冠状断像**：脛骨遠位部に数本の骨折線が認められ，天蓋部にも及んでいる．骨片の一部は外側へ転位している（→）．天蓋部骨折に一致する．Ruedi分類typeⅡに相当する

B) **CT横断像**：横断像では骨折によって複数の骨片が関節面に認められることがわかる（→）

C) **CT MPR矢状断像**：天蓋部の骨折（→）と後方に転位する骨片を認める

■ 原因・病因

脛骨の長軸方向から足関節に向かって強い軸圧がかかることで発症する．高所からの転落や交通外傷などといった高エネルギー外傷が原因になる．関節内骨折であり，整復や内固定が困難である．Ruedi分類は脛骨関節面の転位と粉砕の程度による分類であり

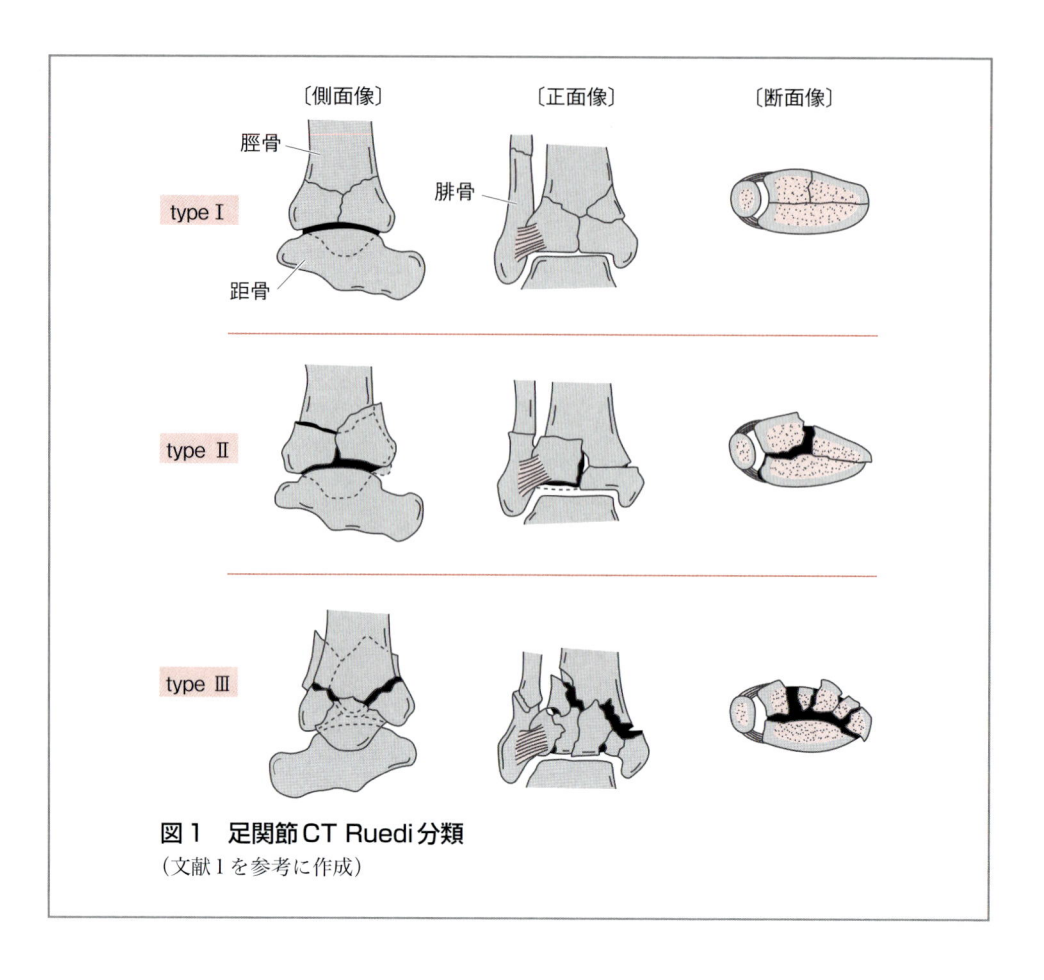

図1 足関節CT Ruedi分類
（文献1を参考に作成）

（図1），治療や予後の判定に有用である．type Ⅰ～Ⅲに分類される．
- type Ⅰ：転位のほとんどない亀裂骨折
- type Ⅱ：比較的大きい骨片で関節面の粉砕はないが，明らかな転位を認める骨折
- type Ⅲ：天蓋部の粉砕や圧迫骨折

■ 症状

足関節の強い痛みと腫脹を伴い，歩行不可能．

■ 画像所見

単純X線写真では骨片や転位が大きいと同定は容易であるが，必ず4方向を撮影して評価する必要がある．健側との比較も有用である．CTによる評価が最も重要である．天蓋部に複数の骨折線を認め，関節面の不整や骨片の転位を認める．天蓋部の深部へ陥入している骨片の評価はCTが優れる．

■ 鑑別疾患

特になし

▶▶▶ 撮影・読影の際，注意すること

1. 骨折線が関節面にどの程度及んでいるか評価すること
2. 骨片の数が大きく，転位が大きいほど予後不良である
3. Ruedi分類のtype Ⅱ，Ⅲは手術適応であるため，正確に評価する

＜文　献＞
1）Rüedi, T. P. & Allgöwer, M.: The operative treatment of intra-articular fractures of the lower end of the tibia. Clin Orthop Relat Res, 138: 105-110, 1979

＜参考文献＞
・Rüedi, T., et al.: [Intra-articular fractures of the distal tibial end]. Helv Chir Acta, 35: 556–582, 1968

第3章 骨折

A. 外傷による骨折

02 果部骨折
malleolar fracture

頻度 ★★★

症例❶ 30代男性．回外−外旋骨折

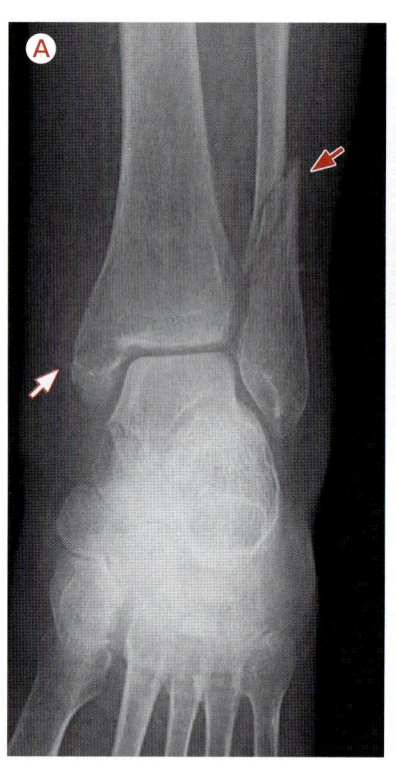

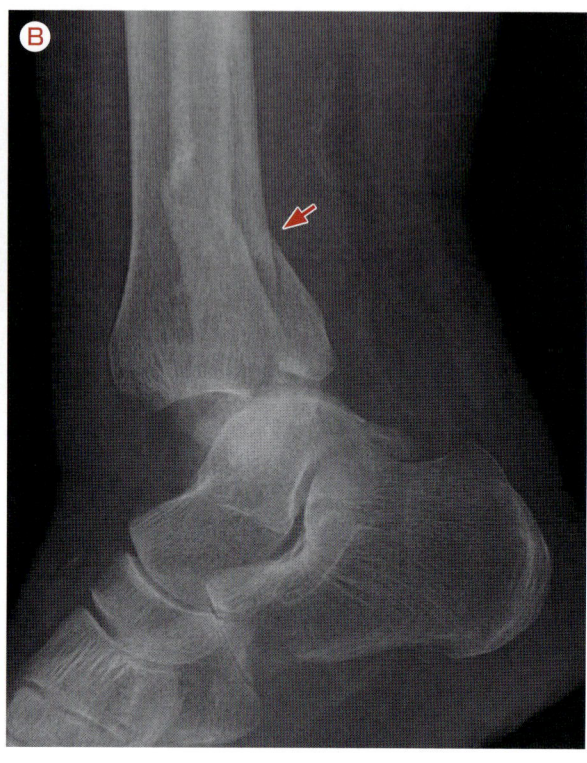

A) **単純X線写真 正面像**：腓骨遠位骨幹に斜骨折あり（→）．脛骨内果にも骨折あり（⇨）．遠位脛腓関節の開大が認められる．足関節周囲の軟部腫脹が目立つ
B) **単純X線写真 側面像**：腓骨の斜骨折が明瞭に見える（→）．Lauge-Hansen分類の回外−外旋骨折 stage 4に相当する

■ 原因・病因

　足関節を形成する脛骨内果・後果，腓骨外果の骨折を指す．関節内骨折を形成するため，正確な整復と固定が予後を決定する．交通外傷のほか，強い足関節捻挫などで発症する．**Lauge-Hansen分類**[1]は果部骨折に用いられる分類であり，足部の肢位と下腿に対する距骨の動きで表現されている（図1）．他には**Weber分類**[2]などを用いる．治療は徒手整復不可能例，ギプス固定で安定性が保たれない場合，骨片の転位が大きいときは観血的な整復を行う．**整復・固定は外果を最初に行う**．これは外果が足関節運動の中心となっており，確実な固定が必要なためである．

02 果部骨折

症例❷　30代男性．回内-外旋骨折

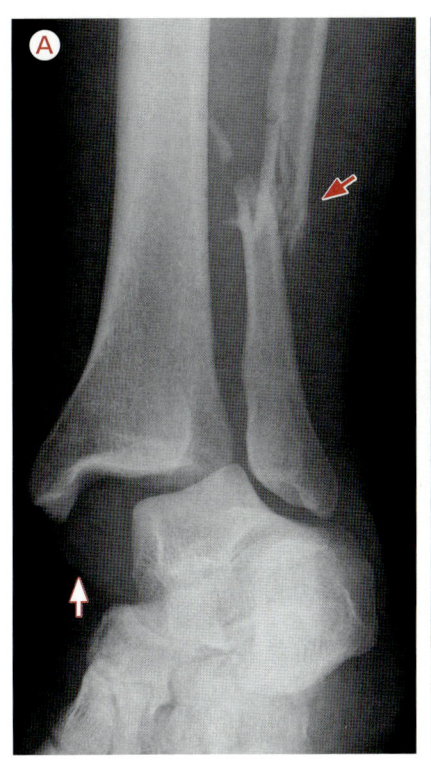

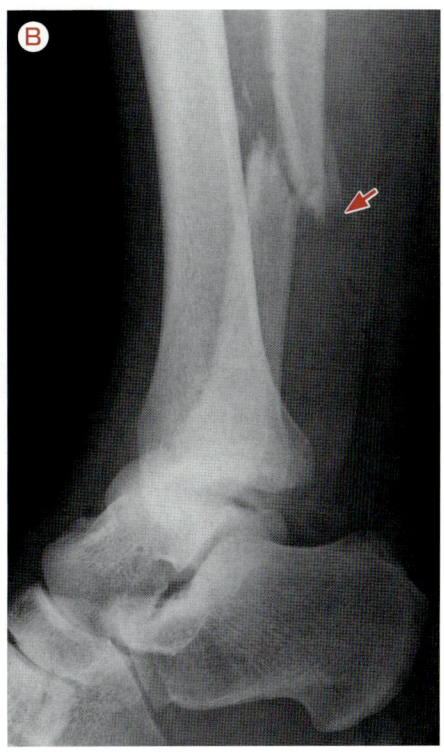

A) **単純X線写真 正面像**：腓骨高位の骨間部骨折あり（→）．内果と距骨の離開が認められ，三角靱帯損傷が疑われる（⇨）

B) **単純X線写真 側面像**：腓骨高位の骨間骨折あり（→）．回内-外旋骨折のstage 4に相当する

■ 症状

足関節の強い痛みと腫脹を伴い，歩行不可能．

■ 画像所見

単純X線写真で診断する．どの肢位で受傷したとしても，内果・外果・後果の骨折と側副靱帯損傷を伴う．このため，腓骨の骨折の位置で分類すると容易と思われる．単純X線写真で骨片が複数存在する場合，重なりが大きい場合などはCTを施行する．CTの場合はMPR画像のほか3Dも作成し，関節面の骨折や転位の評価を行う．3D-CTは骨折の位置の把握にはMPR画像より有用である．MRIは緊急時の評価には向かない．

■ 鑑別疾患

特になし

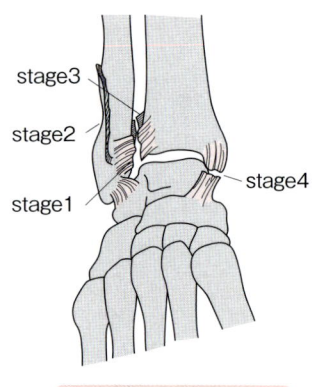

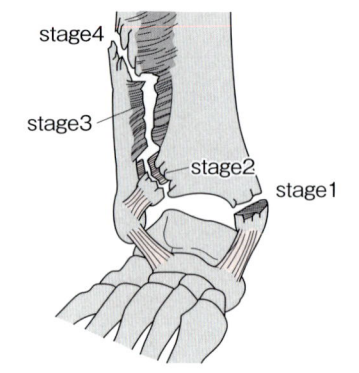

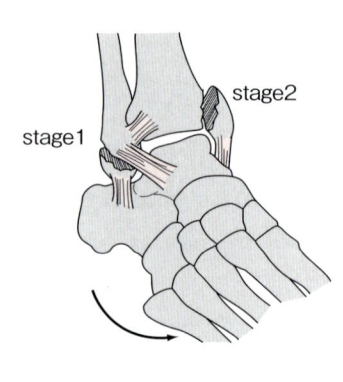

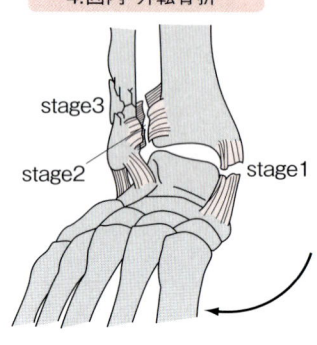

図1 Lauge-Hansen分類
(文献1を参考に作成)
1.回外-外旋骨折　2.回内-外旋骨折　3.回外-内転骨折　4.回内-外転骨折の4型に分類される．回外-外旋骨折が最も多い

▶▶▶ 撮影・読影の際，注意すること

1 どのタイプの骨折においても内果・外果・後果の骨折と側副靱帯損傷のさまざまな組み合わせをもっている．このため，単純X線写真の正面像で腓骨骨折の位置を把握して診断する

2 特に外果骨折の状態の評価が重要である．これは治療後の予後にもかかわる

<文　献>
1) Lauge-Hansen N.: Fractures of ankle II. Combined experimental-surgical and experimental-roentgenologic investigations. Arch Surg, 60: 957-985, 1950
2) Malek, I. A., et al.: Inter-observer reliability and intra-observer reproducibility of the Weber classification of ankle fractures. J Bone Joint Surg Br, 88: 1204-1206, 2006

第3章 骨折

A. 外傷による骨折

03 踵骨骨折
calcaneal fracture

頻度 ★★★

症例❶ 踵骨舌状型骨折

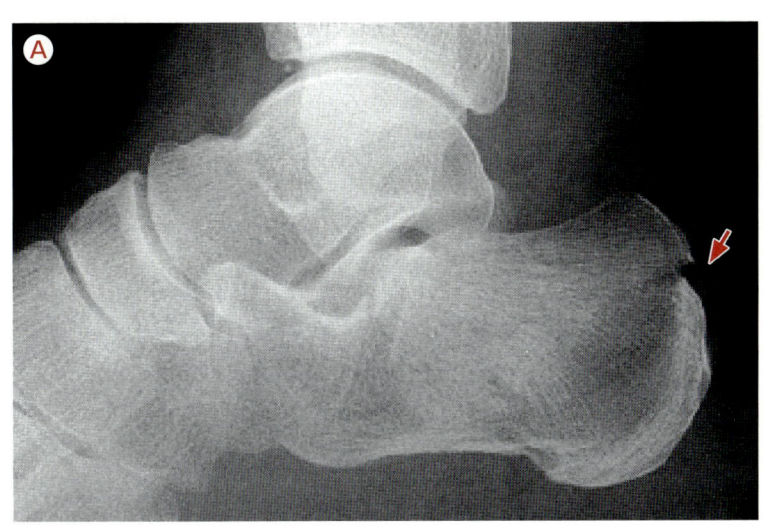

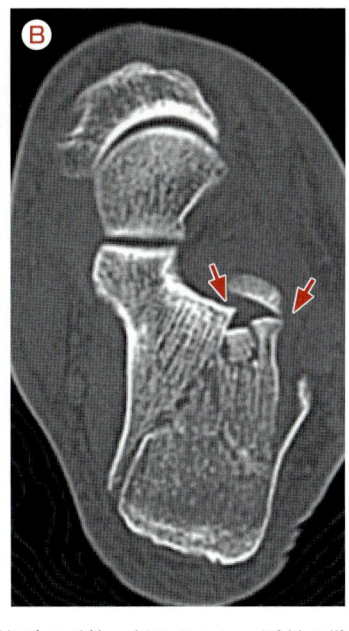

A) **単純X線写真 側面像**：踵骨上縁に骨折を認め（→），距踵関節の後関節面の不整が認められる．踵骨の陥没も軽度認められる．関節内骨折であり，Essex-Lopresti分類（図1）の舌状型（severe）に相当する

B) **CT 横断像**：距踵関節の後関節面には2本の骨折線が認められる（→）．載距突起の骨折はなく，Sanders分類（図2）のtype Ⅲ ABに相当する．踵骨後方にも複数の骨折線が認められる

■ 原因・病因

踵骨も距骨同様に荷重を支える骨として発達しており，非常に海綿骨が豊富である．踵骨には距骨との関節面（距踵関節の前関節面・中関節面・後関節面）があり，特に後関節面が体重支持に大きな役割を持つ．このため，**後関節面の評価が治療や予後に大きく関わる**．踵骨骨折の原因は，**高所からの墜落，飛び降りといった直達外力**によることがほとんどである．飛び降り自殺者の場合では両踵骨骨折していることが多い．

■ 症状

踵骨周囲の軟部腫脹や激しい疼痛で，歩行困難．

症例❷　踵骨陥没型骨折

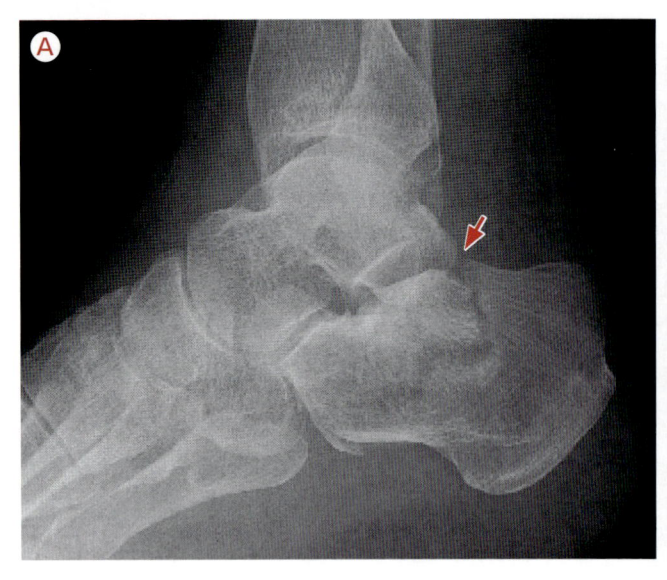

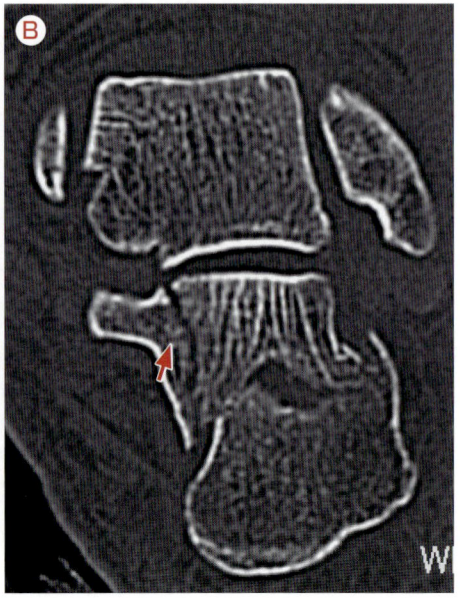

A) **単純X線写真 側面像**：踵骨体部の骨折が認められ，後関節面が陥没している（→）．関節内骨折であり，Essex-Lopresti分類（図1）の関節陥没型（severe）に相当する

B) **CT 正面像**：載距突起の基部の骨折を認める（→）．Sanders分類（図2）のtype ⅡCに相当する．CTでは体部を横走するような骨折も認められる

■ 画像所見

単純X線写真で踵骨の陥没，体部から後部にかけての骨折を認める．踵骨は後方にアキレス腱が付着しているため，踵骨骨折によって**骨片の後側が上方に転位し，結果として前側が骨内に突き刺さっているように見える．舌状型はすべての踵骨骨折の40％**を占める．CTでは踵骨骨折の評価は容易ではあるが，後関節面に骨折線が及んでいるかの評価のため，MPR像の作成が必須である．

■ 鑑別疾患

特になし

▶▶▶ 撮影・読影の際，注意すること

1. 単純X線写真の正面像・側面像で不明瞭な場合は，距踵関節面の評価に優れるアントンセン（Anthonsen）法を用いるとよい
2. アントンセン法にて前関節面の頂点と後関節面を結んだ直線と踵骨隆起を結んだ直線が交わる角度をベーラー角と言い，そのベーラー角が，正常20〜40°より小さくなっていたら，踵骨骨折がある（図3）

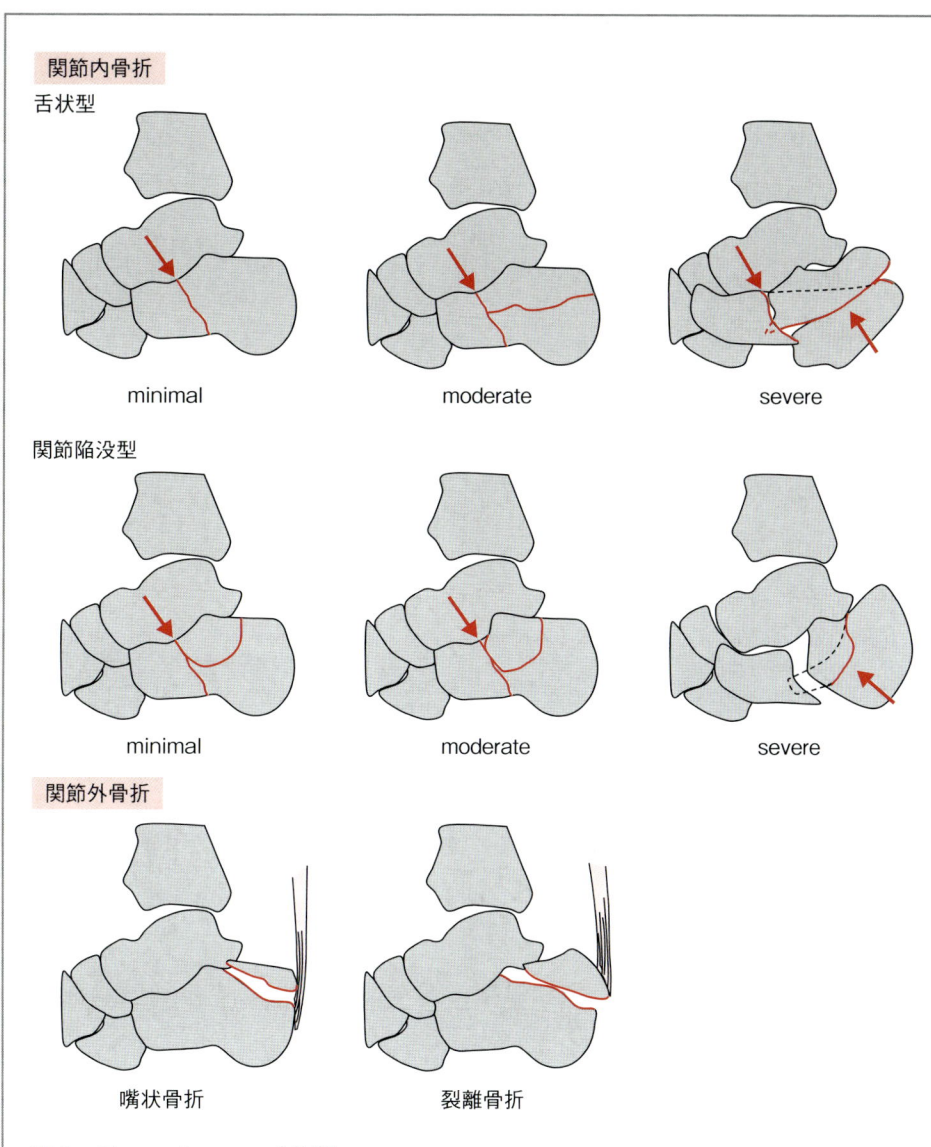

図1　Essex-Lopresti分類（文献1を参考に作成）

踵骨骨折を単純X線写真で分類したものである．関節内骨折と関節外骨折に大別し，関節内骨折はさらに舌状型と関節陥没型の2種類に分けている．術式の決定に有用とされる

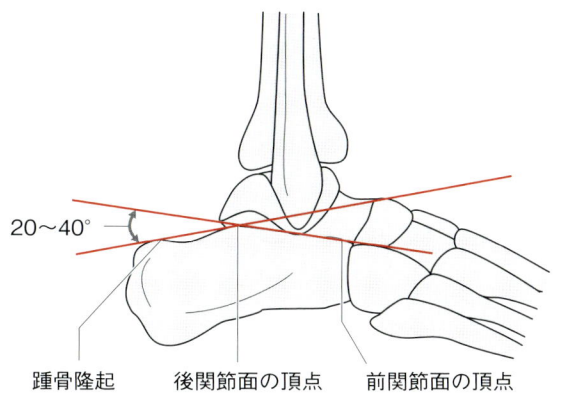

（関節内骨折：舌状型　minimal／moderate／severe，関節陥没型　minimal／moderate／severe，関節外骨折：嘴状骨折／裂離骨折）

図3　ベーラー角

前関節面の頂点と後関節面の頂点を結ぶ直線と後関節面の頂点と踵骨隆起上端とを結ぶ線とのなす角度

20〜40°

踵骨隆起　後関節面の頂点　前関節面の頂点

03　踵骨骨折

第3章　骨折

（左：冠状断像　右：横断像）

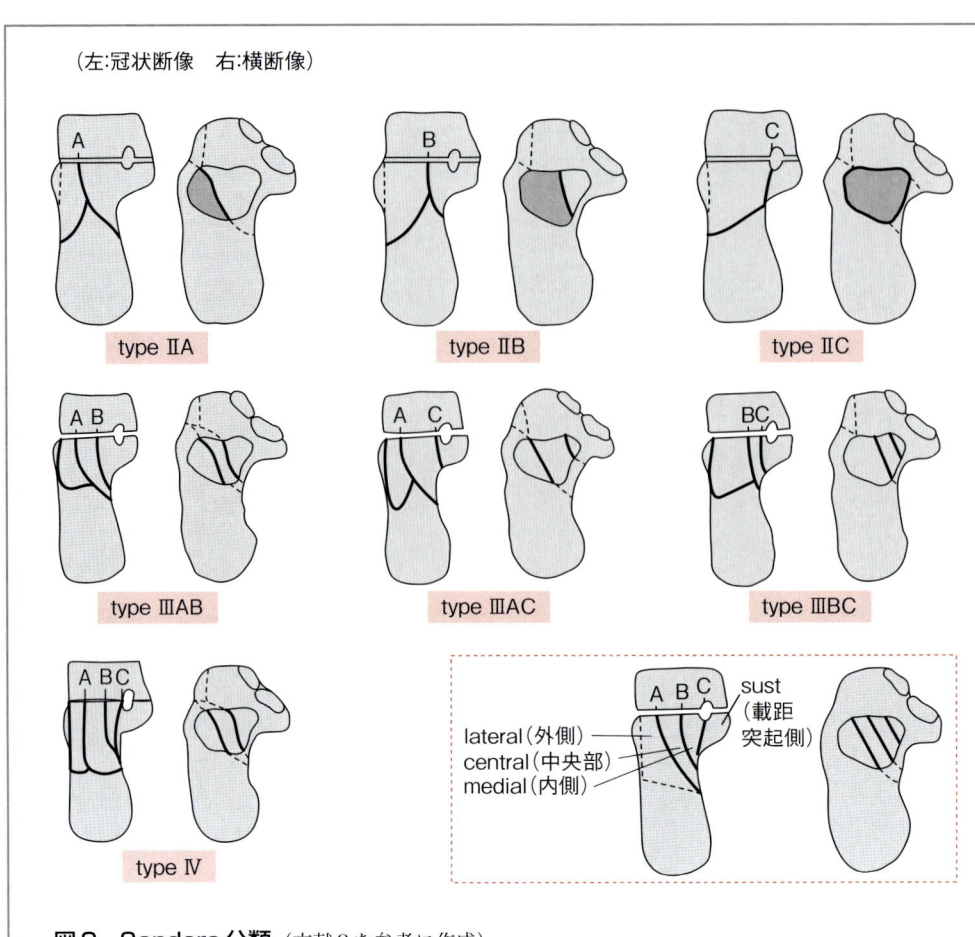

図2　Sanders分類（文献2を参考に作成）

踵骨骨折をCTで分類したものである．距踵関節の後関節面に着目し，後関節面に達した骨折線および骨片の数でtypeを決定する．Sanders分類のtypeⅠ，Ⅱは比較的予後良好であるが，typeⅢ，Ⅳは予後不良である

3 Sanders分類は足底部に水平な横断像と，後関節面が最も大きく見える冠状断を作成し，後関節面にかかる骨折線および骨片の数を診断する

＜文　献＞
1) Essex-Lopresti, P.: The mechanism, reduction technique and results in fracture of the os calcis. Br J Surg, 39: 359-419, 1952
2) Sanders, R., et al.: Operative treatment in 120 displaced intraarticular calcaneal fractures. Results using a prognostic computed tomography scan classification. Clin Orthop Relat Res: 87-95, 1993

＜参考文献＞
・Stoller, D.W. Chapter 5, the ankle and foot. In: Magnetic resonance imaging in orthopaedics and sports medicine 3rd edition (David W. Stoller. ed), pp976-979, Lippincott Williams and Wilkins, 2007

第3章 骨折

A. 外傷による骨折

04 ショパール関節脱臼骨折
Chopart's fracture-dislocation

頻度 ★★★

症例❶ 30代男性．交通外傷

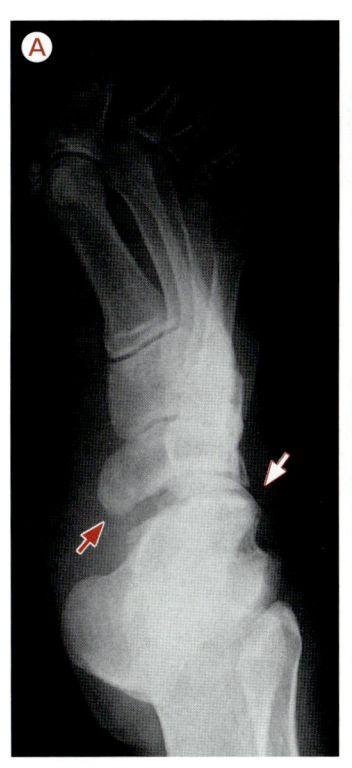

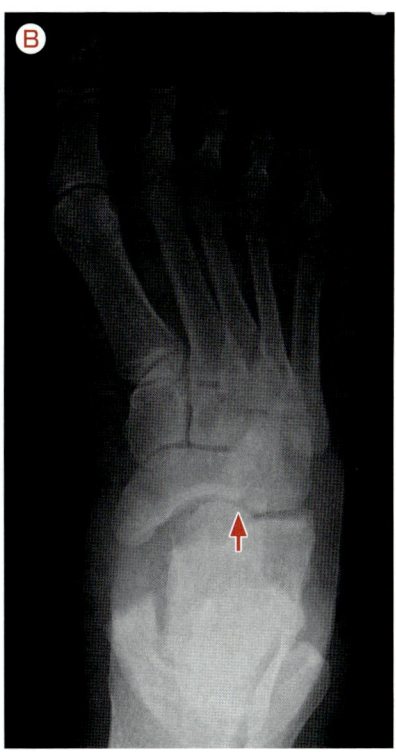

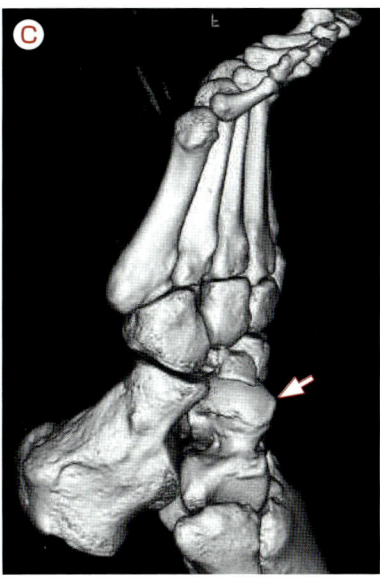

A) 単純X線写真 側面像：舟状骨と距骨との関節面の離開が認められ（→），距骨頭は背側へ偏位している（⇨）．

B) 単純X線写真 正面像：舟状骨の骨折を認める（→）．距骨頭は外側へ偏位している

C) 3D-CT：距骨頭の背外側への偏位が容易に指摘できる（⇨）

■ 原因・病因

ショパール関節部分での脱臼骨折であり，距骨頭が脱臼する．予後不良な比較的稀な骨折である．**高所からの転落，交通外傷などで足部をねじれた状態で挟まれる**，などで受傷する．

■ 症状

足部の機能はほぼ消失し腫脹と疼痛が激しい．整復は比較的容易とされる．

■ 画像所見

距骨頭の背外側への脱臼と舟状骨もしくは立方骨の骨折を伴う．ときに開放性骨折の場合もある．

■ 鑑別疾患

特になし

▶▶▶ 撮影・読影の際，注意すること

1. 距骨頭部の位置に注意すること．舟状骨との関節面が不整なときは積極的にCTでの精査を行う
2. 立方骨，舟状骨の骨折は単純X線写真で不明瞭なことが多いので注意する
3. 3D-CTは有用である

<参考文献>
- Stoller DW. Chapter 5, The ankle and foot.In: Magnetic resonance imaging in orthopaedics and sports medicine 3rd edition (David W. Stoller.ed), pp976-979, Lippincott Williams and Wilkins, 2007

第3章 骨折

A. 外傷による骨折

05 リスフラン関節脱臼骨折
Lisfranc's fracture-dislocation

頻度 ★★★

症例❶ 20代男性. 階段から転ぶ

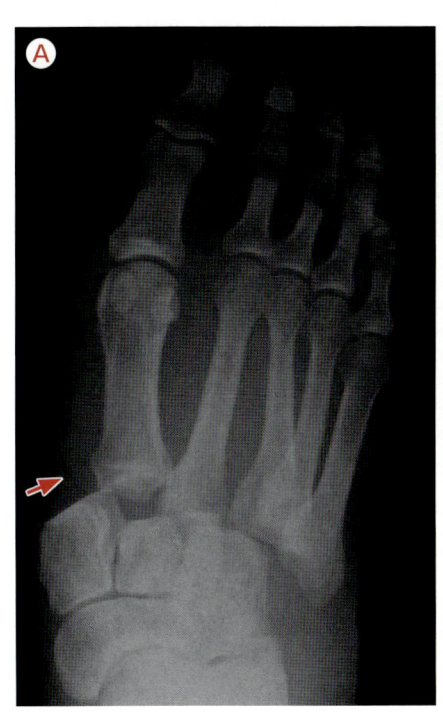

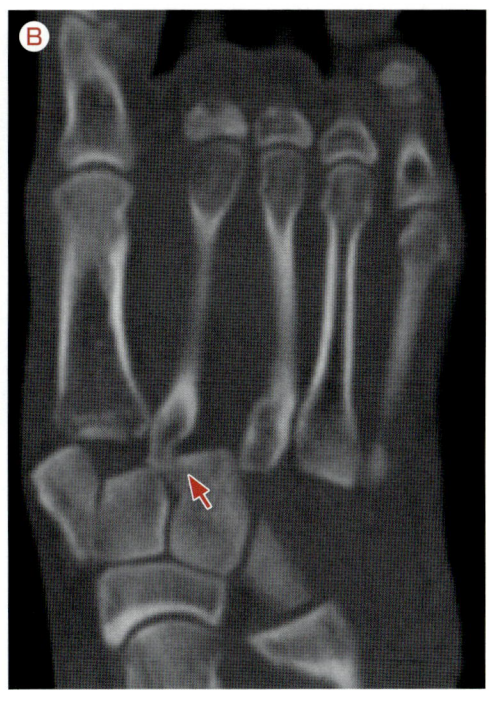

A) **単純X線写真 正面像**：おのおのの中足骨は対応する楔状骨や立方骨と関節面を呈しておらず，外側へ偏位している（→）．リスフラン関節の脱臼に相当する．中足骨や楔状骨の骨折は指摘できない

B) **CT横断像**：第2中足骨は外側楔状骨と衝突している（→）．ほかのスライスで第2中足骨骨折が確認されている．これより同側型のリスフラン関節脱臼骨折に一致する

■ 原因・病因

つま先立ちをして上方からの強い軸圧や前足部に強い回旋力がかかることで発症する．バイクでの事故や車に足を轢かれる，などで発症することもある．

■ 症状

強い疼痛と腫脹が起こり歩行困難.

症例❷ 50代女性．階段から転落．2ヵ月経過しても足の痛みがとれない

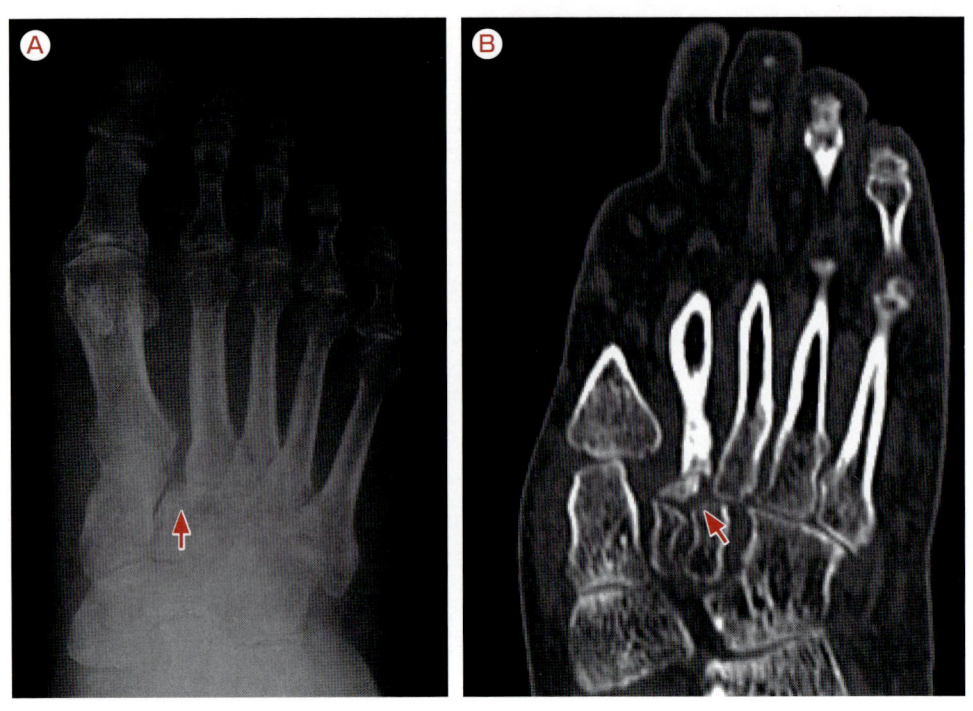

A) **単純X線写真 正面像**：第2〜5中足骨は外側へ偏位しているが，母趾列のアライメントは保たれている．母趾-内側楔状骨と第2中足骨-内側楔状骨間が離開している（→）．開散型のリスフラン関節脱臼骨折を疑う

B) **CT横断像**：第2中足骨の基部骨折を認める（→）

A) 同側型転位（homolateral displacement）
B) 開散（分散）型転位（divergent displacement）
C) 開散（分散）型転位（divergent displacement）

外側楔状骨　中間　内側楔状骨　舟状骨

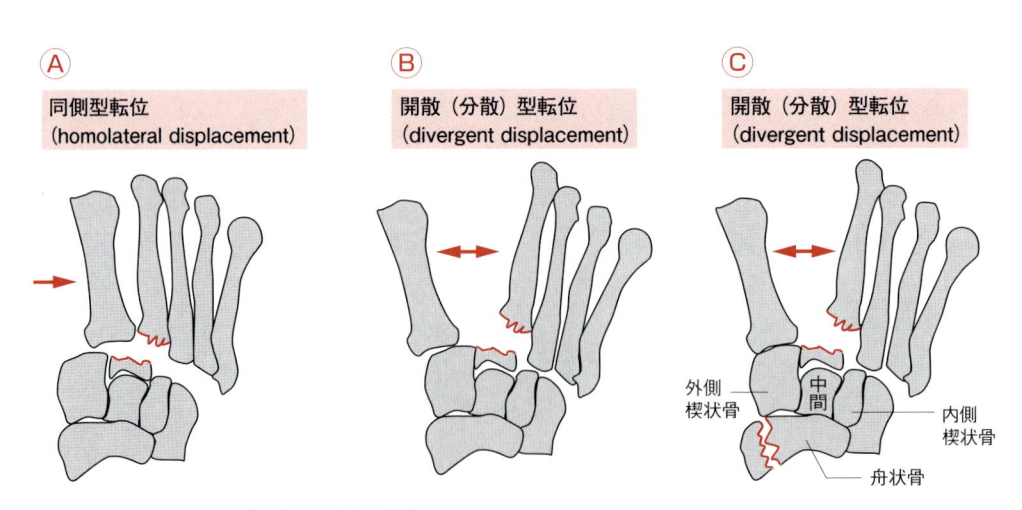

図1　リスフラン関節脱臼骨折の分類（文献1を参考に作成）
リスフラン関節脱臼骨折は母趾列がほかの中足骨と同側（外側）へ偏位する同側型（A）と，母趾列が反対側（内側）へ向かう（B），もしくは位置の変化のない開散型（C）とに分類できる．開散型の場合，舟状骨の骨折を合併する場合もある（C）．リスフラン関節脱臼骨折は第2中足骨基部の骨折を伴うが，これは関節面を形成する中間楔状骨が外側楔状骨より小さく，第2中足骨が外側偏位する際，外側楔状骨と衝突し骨折してしまうためである

■ 画像所見

　単純X線写真で中足骨の脱臼が大きければ容易に診断可能であるが，偏位が小さいもの，開散型である場合や第2中足骨や舟状骨の骨折の評価などにはCTを積極的に撮影して診断する必要がある．

■ 鑑別疾患

- **リスフラン靱帯損傷**：リスフラン関節脱臼骨折の軽傷型とも言われている（p32）．第2中足骨の偏位が小さい場合や骨折が認められない場合は靱帯損傷の可能性が高く，MRIによる評価が必要である．

▶▶▶ 撮影・読影の際，注意すること

1. 母趾中足骨と第2中足骨間の離開の程度を確実に評価すること．開散型でなく，なおかつ離開が少ない場合はリスフラン靱帯損傷を考える

2. 第2中足骨は必ず骨折しているものと思い読影すること

3. CTのMPR像はリスフラン関節の関節面の評価に優れているものの，全体像の把握には向かない．適宜3D-CTを作成する

4. 単純X線写真での評価は両側撮影し，左右を比較して読影するとよい

<文　献>
1) Hardcastle, P. H., et al.: Injuries to the tarsometatarsal joint. Incidence, classification and treatment. J Bone Joint Surg Br, 64: 349-356, 1982

<参考文献>
- Myerson M. S., et al.: Fracture dislocations of the tarsometatarsal joints. end results correlated with pathology and treatment. Foot Ankle, 6: 225-242, 1986
- Aitken, A. P. & Poulson, D.: Dislocations of the tarsometatarsal joint. J Bone Joint Surg Am, 45-A; 246-260, 1963

第3章 骨折

A. 外傷による骨折

06 中足骨・趾骨骨折
fracture of metatarsal and phalanges bones

頻度 ★★★

症例❶ 20代男性．車に足を轢かれる

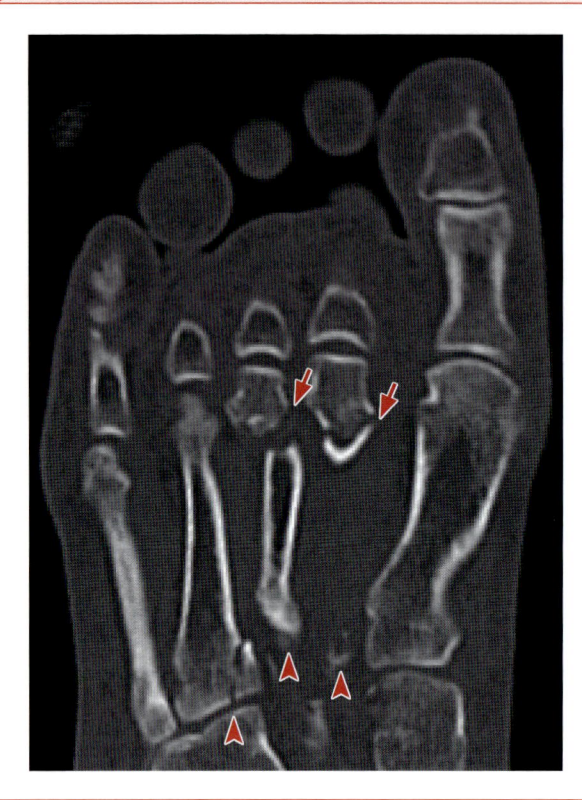

CT横断像：第2,3中足骨頸部の骨折を認める（→）．骨頭部は外側へ転位している．第2〜4中足骨基部の骨折も認められる（▶）

■ 原因・病因

中足骨は母趾から第5趾まで5本存在する．骨折部位によって，基部骨折，骨幹端骨折，骨幹骨折，頸部骨折，骨頭部骨折に分類される．交通外傷などで，足部をタイヤに轢かれる，足部を挟まれる状況で複数の中足骨骨折を発生させる．部位は外傷によってさまざまである．また中足骨は疲労骨折の好発部位でもある（p76）．

趾骨については頻度は低いものの，足背に机やものを落とすことで骨折する．

■ 症状

骨折部位に一致した腫脹や疼痛あり．

■ 画像所見

通常単純X線写真で診断は容易である．基部の骨折や複数の骨折が合併する場合は

06 中足骨・趾骨骨折

> **症例❷** 20代男性．ものを足に落とす

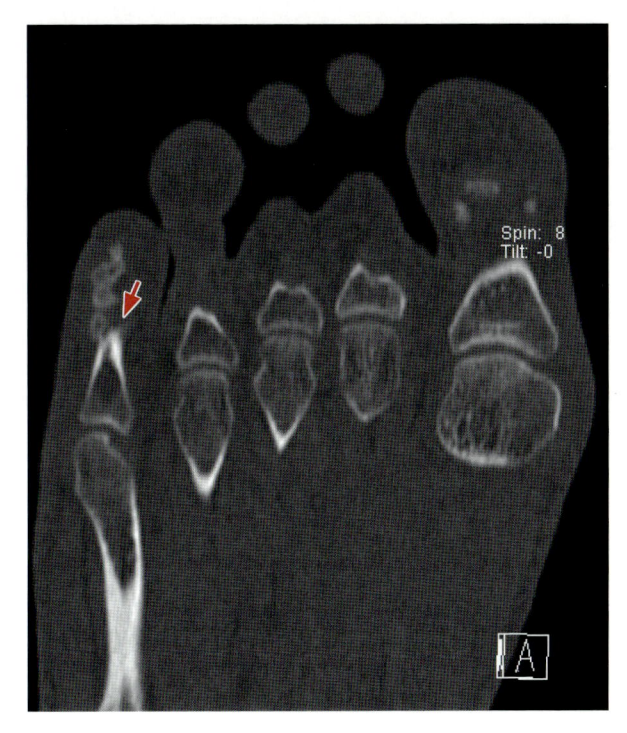

CT横断像：第5基節骨頭部の骨折を認める（→）

アライメントの評価も併せてCTが撮影される．骨片の転位の大きさや関節面に骨折線がかかる場合があるので，注意して観察する．

■ 鑑別疾患

特になし

▶▶▶ 撮影・読影の際，注意すること

1. 交通外傷での骨折の場合，中足骨以外の骨折も存在する場合があるため，注意する

2. リスフラン関節に及ぶ基部骨折が複数ある場合，リスフラン関節（脱臼）骨折の可能性もあるため，第2中足骨基部骨折，楔状骨・舟状骨骨折の有無を確認する

3. 趾骨骨折の場合，通常CTを撮影することはないと思われる．単純X線写真で評価を行う

第3章 骨折

B. 疲労骨折

頻度 ★★★

01 疲労骨折
stress fracture

症例❶ 16歳男性．足関節痛（バスケットボール）

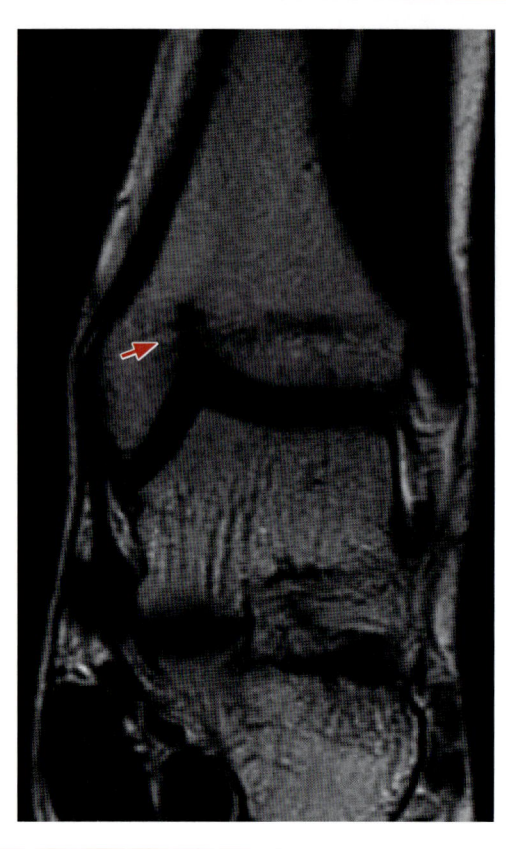

T2強調冠状断像：脛骨遠位端で内果近傍に縦走する低信号域（→）があり骨折線に相当する

■ 原因・病因

疲労骨折は**正常な骨密度の骨にくり返し外力がかかることで発生する**（高齢者やステロイド治療中の骨密度の低下した骨に通常の外力で発生する骨折は「脆弱性骨折」とし，今回の骨折とは異なるものとする）．使いすぎによる骨折であり，スポーツ選手，部活動の活発な小児に多い．筋力や体力の伴わない時期のハードな運動や，合わない靴の使用，運動場の足場の悪さなども原因になる．

■ 症状

最初は運動の際，骨折部位の痛みを自覚し，運動後の腫脹を伴うことが多い．骨折が進行するにつれて安静時の痛みを認め運動が不可能になってくる．

| 症例❷ | 10歳男性．踵部痛（野球） |

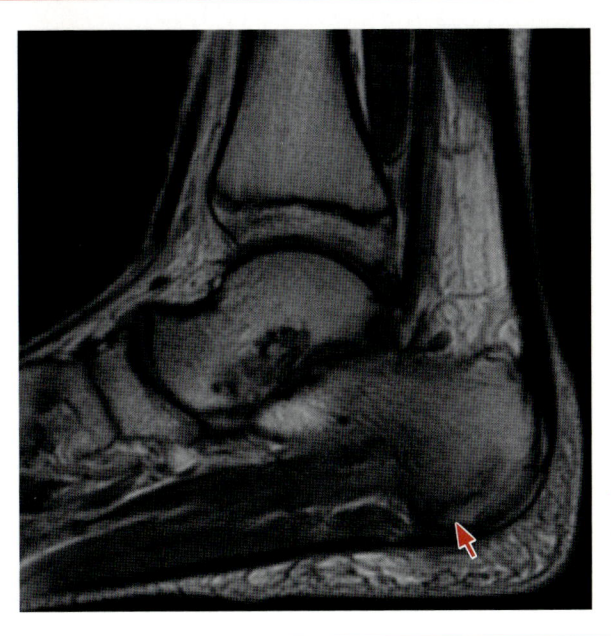

T1強調矢状断像：踵骨の後方隆起底部に辺縁の不明瞭な低信号域（→）があり骨折線である．周囲に淡い低信号域が広がっており，骨髄浮腫を反映している

| 症例❸ | 15歳男性．足背部痛（柔道） |

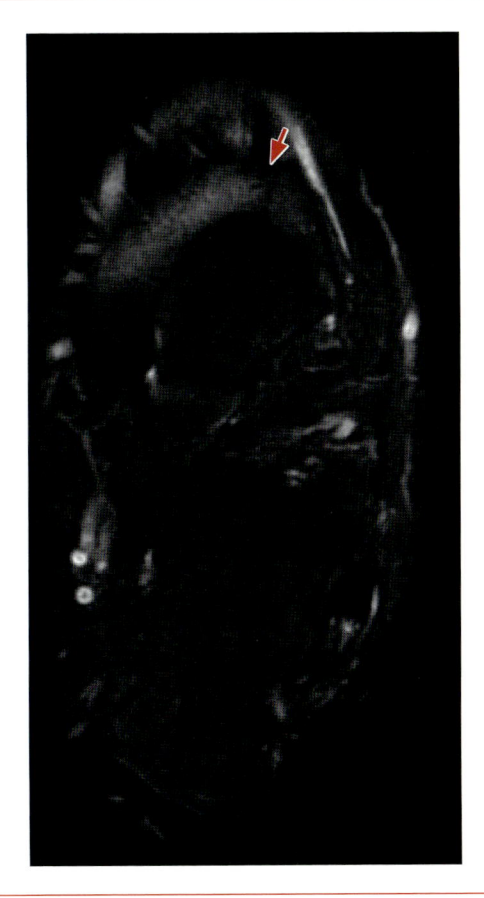

脂肪抑制T2強調横断像：舟状骨の外側にやや不明瞭ではあるが低信号の線状域（→）があり，骨折線である．舟状骨全体は高信号を示し骨髄浮腫を認める

症例❹ 16歳女性．足部外側の痛み（剣道）

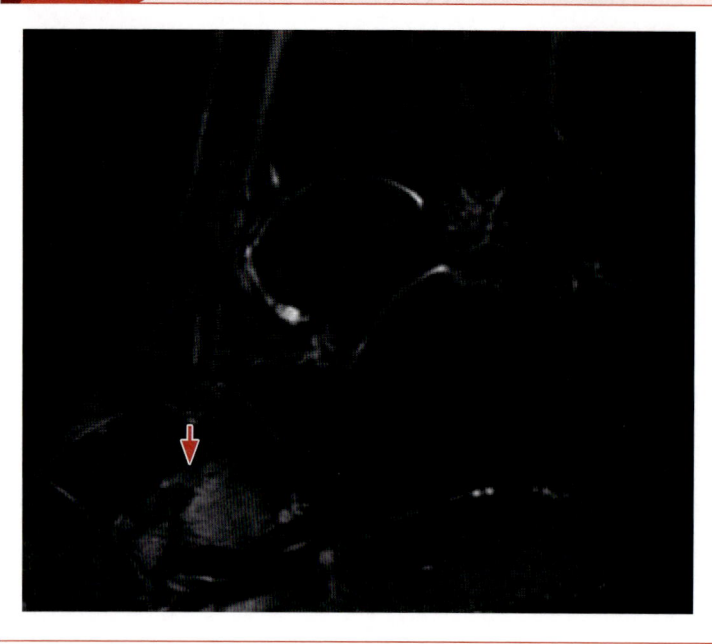

脂肪抑制T2強調矢状断像：立方骨を斜めに走行するような線状低信号域（→）があり骨折線である．周囲に高信号域があり骨髄浮腫を伴う

症例❺ 13歳女性．第4趾の痛み（バスケットボール）

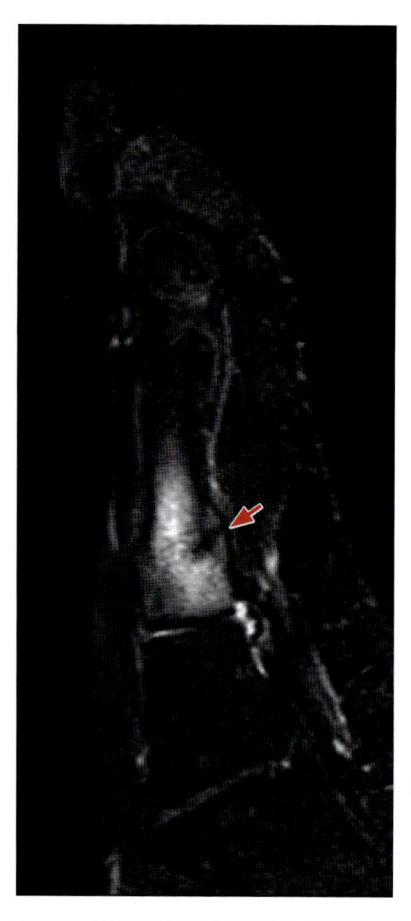

STIR矢状断像：第4中足骨骨幹端部に低信号域（→）を認め骨折線である．骨皮質の肥厚があり，やや時間の経過している骨折と思われる．骨折の周囲に高信号域があり骨髄浮腫を伴っている

■ 画像所見

　単純X線写真では疲労骨折の直後では所見が指摘できないことの方が多い．骨折後1ヵ月も経過すると，骨皮質の肥厚が出現するため同定可能である．CTでも同様である．MRIは早期の疲労骨折の診断には有意義であり，骨折線の同定のほかに，骨髄浮腫や周囲の軟部組織の腫脹や炎症性変化を評価できる．

■ 鑑別疾患

　時に仮骨の形成が類骨骨腫のようにみえる場合がある（p103）．運動歴や運動に起因した痛みであることで鑑別可能．また類骨骨腫にみられるnidusは認めない．

▶▶▶ 撮影・読影の際，注意すること

1. 足関節・足部の疲労骨折の好発部位を把握しておくとよい．**中足骨，踵骨は好発部位**である
2. 立方骨，楔状骨，距骨の疲労骨折は稀（p78）
3. 手術適応になりやすい疲労骨折は，脛骨内果，第5中足骨，月状骨である．これらの骨はギプス固定による安静が保ちにくく，偽関節化しやすいためである

第3章 骨折

B. 疲労骨折

02 距骨体部骨折
talar body fracture

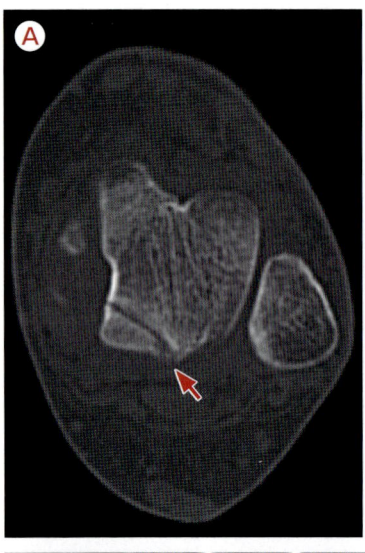

頻度 ★☆☆

症例❶ 50代女性

A) CT 横断像：距骨滑車の後方に斜走する線状影があり，骨折に一致する（→）．周囲に骨硬化があり，やや時間の経過した骨折と考えられる

B) CT MPR 矢状断像：距骨滑車後方の骨折線は戴距突起まで連続している（→）．骨折線が不規則であり，疲労骨折に見える

C) MPR 矢状断像最内側：距骨内側と踵骨内側に不整な関節面が認められ，距踵関節癒合症に一致する（→）．おそらく足関節の動きにくさが距骨の疲労骨折を引き起こしたと推測できる

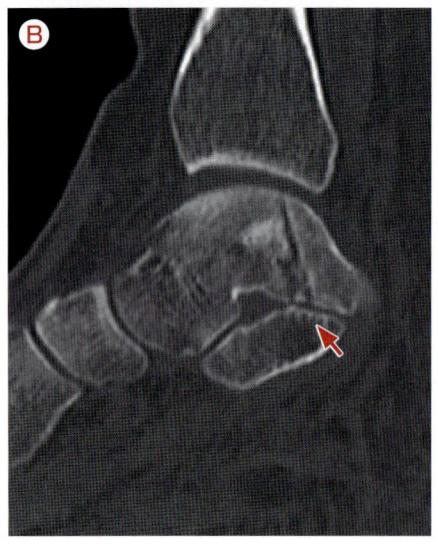

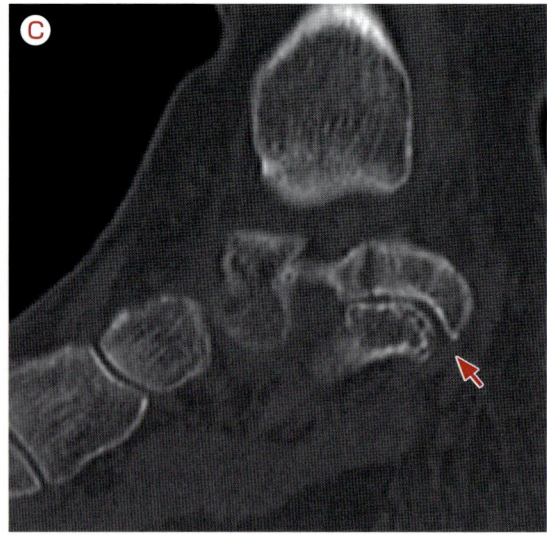

■ 原因・病因

距骨は立位で全体重を支える骨であり，頭部・頸部・体部に分類される．距骨の2/3以上は関節面である．それゆえ血管の流入経路が限定されるため，骨折が発生すると高率に**骨壊死**を合併しやすい（骨壊死の合併は38％）．

距骨体部の骨折は稀であり，距骨骨折の7〜35％を占める．

■ 症状

荷重がかかる骨であるため，骨折が発生すると，荷重がかけられず歩行は困難になる．

■ 画像所見

距骨体部骨折は，骨折線の多くが後距踵関節を通過し距骨溝内側部から外側突起外側縁の後縁を走る．単純X線写真やCTで同定可能である．

■ 鑑別疾患

特になし

▶▶▶ 撮影・読影の際，注意すること

1 距骨体部骨折は大きな外傷の既往がなければ，疲労骨折を考える．疲労骨折の頻度も少ないが，体部後方に存在する．この際，スポーツ歴や，本症例のような癒合症の有無を確認する

＜参考文献＞
・Ebraheim, N. A., et al.: Clinical outcome of fractures of the talar body. Int Orthop, 32: 773-777, 2008
・Clement, N. D., et al.: The Edinburgh variant of a talar body fracture: a case report. J Orthop Surg Res, 9: 92, 2010

第4章 炎症・代謝性疾患

頻度 ★★★

01 化膿性関節炎・骨髄炎
septic arthritis/osteomyelitis

症例❶ 70歳男性．糖尿病で治療中

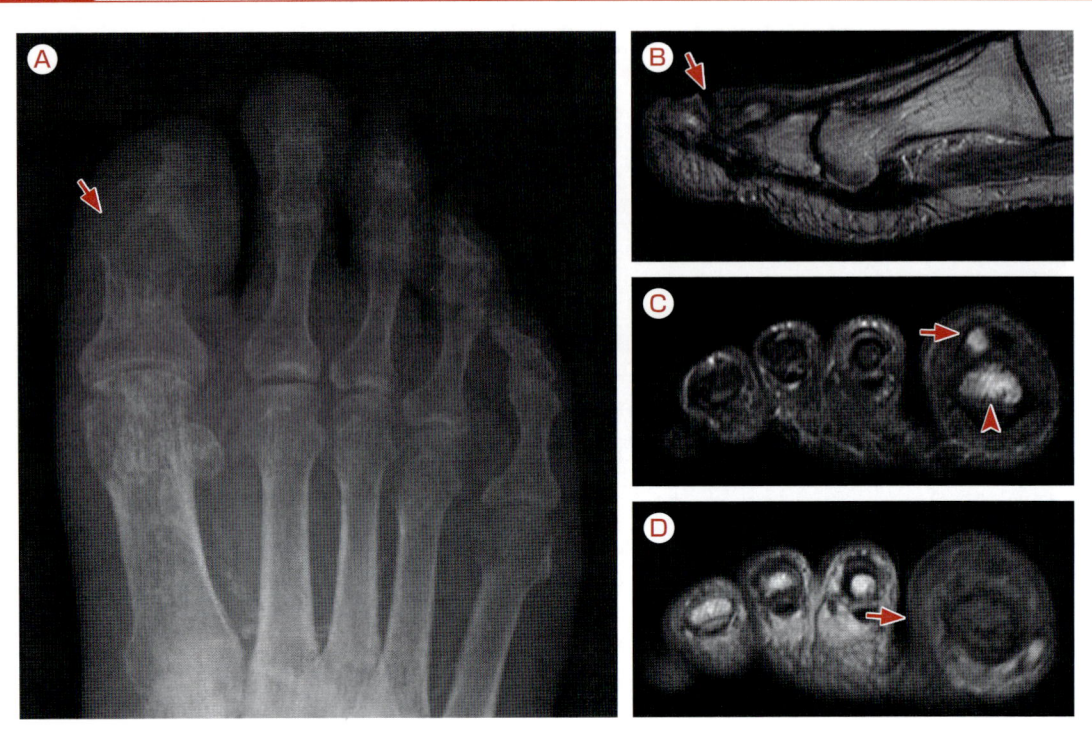

A) 単純X線写真正面像：母趾IP関節の破壊と骨透亮像を認める（→）．母趾は全体的に腫脹を示す
B) T2強調矢状断像：母趾末節骨の不整が認められ，T2強調像で低信号を示す．爪下に一致して不整形の高信号域が認められ膿瘍を疑う．皮膚の欠損があり，瘻孔を形成しているようにみえる（→）
C) STIR冠状断像：末節骨の骨髄信号上昇が認められる（→）．直上に膿瘍が認められる（→）
D) T1強調冠状断像：末節骨周囲の軟部組織の信号低下と腫脹が著明である（→）

■ 原因・病因

細菌や真菌感染によって発症する．小児の場合では化膿性股関節炎が有名である．成人では糖尿病患者や閉塞性動脈硬化症（ASO）患者の足趾や踵部の潰瘍から骨・関節に炎症が直接波及することが多くなってきている．その他は開放骨折後や術後の感染など．足関節はすべての化膿性関節炎の中で10％以下の頻度である．

■ 症状

関節の腫脹や熱感，疼痛あり．糖尿病患者の場合は末梢神経障害が存在するため，痛みを自覚しないこともある．

■ 画像所見

　単純X線写真では関節炎・骨髄炎を発症している領域に一致して関節面周囲の骨密度低下や周囲軟部組織の腫脹を認める．さらに進行すると関節面の破壊を伴う．MRIでは関節液の貯留，感染している骨の骨髄浮腫や膿瘍形成，周囲の軟部組織の腫脹を認める．造影MRIでは関節包や膿瘍壁の強い増強効果を認める．

■ 鑑別疾患

　感染している部位にもよるが，小児の股関節炎であれば，股関節領域に発生する類骨骨腫，足趾などでは，グロームス腫瘍（p123）や変形性関節症（p157）など．いずれにしても病歴の聴取が必須である．

▶▶▶ 撮影・読影の際，注意すること

1. 早期の関節炎の場合では，わずかな骨密度の低下のみであり，単純X線写真では不明瞭なことが多い．MRIにおいても，関節液の貯留のみが唯一の所見の場合があり，診断に苦慮する

2. 成人の場合は末梢血管障害に付随して発症することが多い．このため，糖尿病やASOの既往のある患者の足部には注意する

3. 足趾先端，母趾MTP関節内側，小趾のMTP関節外側，足底部などは糖尿病やASO患者の潰瘍の好発部位であるため，その近傍の骨に炎症が波及しやすい

<参考文献>
- Anakwenze, O. A., et al.: Foot and ankle infections: diagnosis and management. J Am Acad Orthop Surg, 20: 684-693, 2012
- Schweitzer, M. E. & Morrison, W. B.: MR imaging of the diabetic foot. Radiol Clin North Am, 42: 61-71, vi, 2004

| 第4章 炎症・代謝性疾患 | 頻度 ★★☆ |

02 結核性関節炎・骨髄炎
tuberculosis arthritis/osteomyelitis

症例❶ 69歳男性．母趾MTP関節の鈍い痛みと腫脹あり

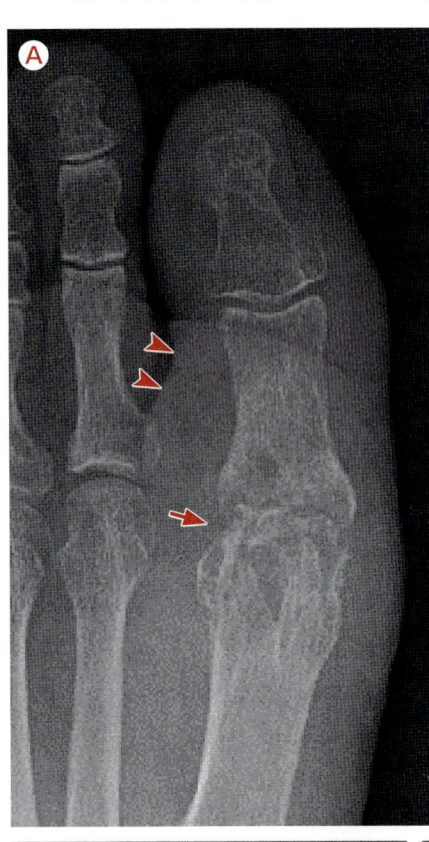

A）単純X線写真正面像：母趾MTP関節の関節面の不整と関節直下の骨透亮像を認め関節炎および骨髄炎を疑う（→）．周囲に軟部腫脹を認める（▶）．関節面は一部破壊されているが，一部は保たれている

B）T2強調横断像：母趾MTP関節を中心に高信号と低信号の混在した不整形の腫瘤状構造物が認められ，中足骨中央部にまで広がっている（▶）．関節面の破壊があり，デブリと思われる無信号域が関節面に沿って認められる（→）

C）T1強調横断像：MTP関節周囲の腫瘤状構造物はT1強調像では辺縁がやや高信号を呈する低信号領域であり（→），基節骨や中足骨頭部の低信号を伴う．骨髄浮腫を形成している

D）造影後脂肪抑制T1強調横断像：造影では強い造影効果を示し，膿瘍に一致する所見である（▶）．関節面の破壊と基節骨・中足骨内の造影効果も認められる（→）．関節炎および骨髄炎に矛盾がない

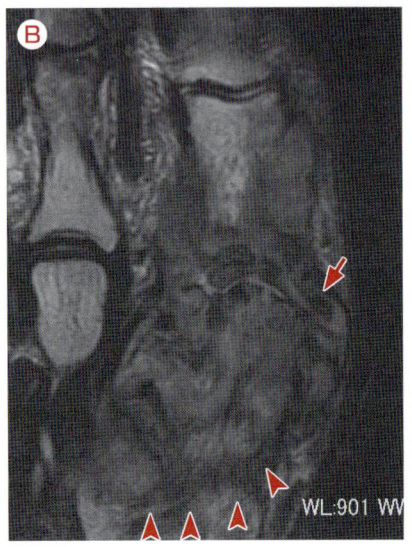

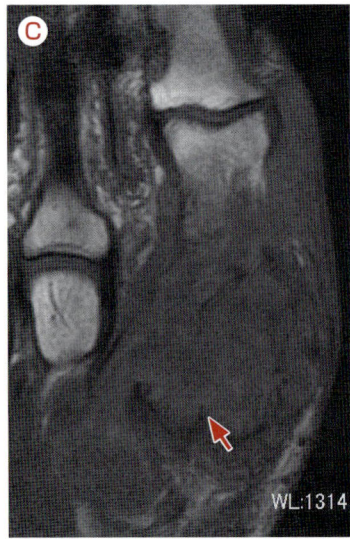

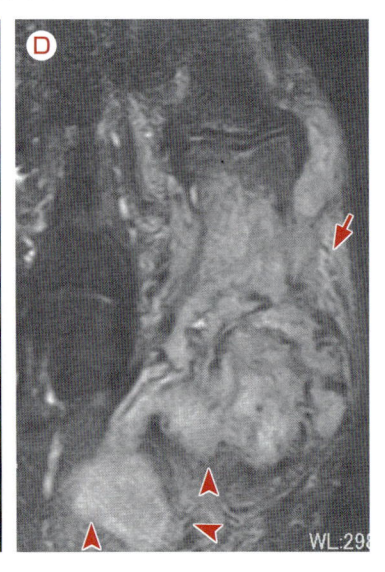

82　症例でわかる 足関節・足部のMRI

02 結核性関節炎・骨髄炎

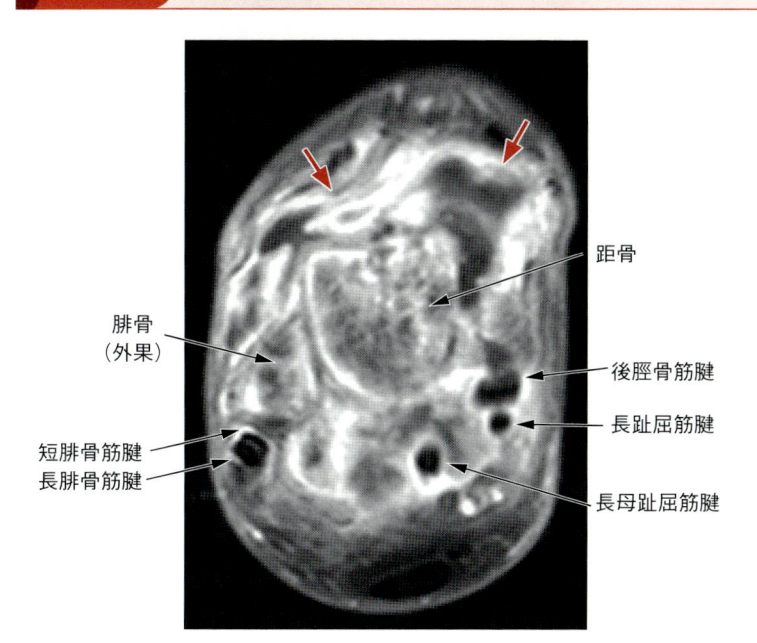

症例❷ 50代男性

造影後脂肪抑制T1強調横断像：距骨，外果の強い造影効果を認め，内部は顆粒状にみえる．骨髄炎に一致する所見である．周囲には厚い壁を伴う液体貯留があり，膿瘍を形成している（→）．外来腱の腱鞘も強い増強効果を伴っており腱鞘炎も認められる．関節包とその周囲にも強い増強効果がある

画像ラベル：腓骨（外果），短腓骨筋腱，長腓骨筋腱，距骨，後脛骨筋腱，長趾屈筋腱，長母趾屈筋腱

■ 原因・病因

　結核菌感染による関節炎・骨髄炎である．結核菌による骨感染症は全体の約1〜3％であり，その半分は脊椎に感染するとされる．**足関節や足部への結核感染は非常に稀**である．Samuelら[1]は足関節に感染した場合，内果もしくは外果に溶骨性の変化があり，それらに近接して走行する腱鞘，またはアキレス腱前滑液包に炎症の波及を認めると報告している．血行性に結核菌が骨もしくは滑膜に及んで発症するとされる．また外傷との関連を示唆する報告もある[2]．

■ 症状

　結核に感染した関節の可動域制限，腫脹を認める．疼痛は自覚するものの，我慢できる程度であることが多い．皮膚と感染巣との間に瘻孔が形成されていることもあり，「皮膚から膿が出てくる」といった訴えで皮膚科などを受診する場合もある．

■ 画像所見

　感染した骨や関節によって多少違いはあるが，急性期の場合では単純X線写真で**Phemisterの三徴：①関節周囲の骨透亮像，②骨びらん，③関節裂隙の狭小化**を認める．しかしながら，さらに早期の場合では，関節液の貯留や周囲の軟部組織の腫脹程度であり，ほかの関節炎と鑑別ができない．
　CTでは**内果や外果に骨透亮所見**が認められる場合もある．関節面は比較的保たれていることが多い．これは結核性椎間板炎のとき，椎間板高が保たれていることと同様と思ってよい．慢性期の結核感染になると，**骨膜の不均一な肥厚，骨硬化性変化**が出現する．
　MRIでは早期より骨髄浮腫や感染部分に一致した炎症性肉芽が粒状の低信号域とし

第4章 炎症・代謝性疾患

て認められる．滑膜の肥厚や膿瘍の形成がある．腱鞘炎や滑液包炎の合併もみられる．

■ 鑑別疾患

・**化膿性関節炎・骨髄炎**：感染の早期の場合では区別がつかない場合が多い（p80）．
・**関節リウマチ（RA）**：感染初期の骨透亮像や骨のびらんなどが類似している（p88）．

▶▶▶ 撮影・読影の際，注意すること

1. まずは結核感染の可能性があるか，疑うことが必要である
2. 感染早期の場合では，骨硬化や骨膜肥厚，膿瘍形成がないため，化膿性関節炎との鑑別は困難である
3. 関節面が比較的保たれている点は化膿性関節炎との鑑別になるが，早期のRAといった自己免疫疾患の鑑別にはならない
4. 自覚症状の乏しい点に着目する

<文　献>
1) Samuel, S., et al.: Tuberculosis of and around the ankle. J Foot Ankle Surg, 50: 466-472, 2011
2) Chen, S. H., et al.: Tuberculous ankle versus pyogenic septic ankle arthritis: a retrospective comparison. Jpn J Infect Dis, 64: 139-142, 2011

第4章 炎症・代謝性疾患

03 滑液包炎
brusitis

頻度 ★★★

症例❶ 71歳男性．母趾の根元の痛みあり

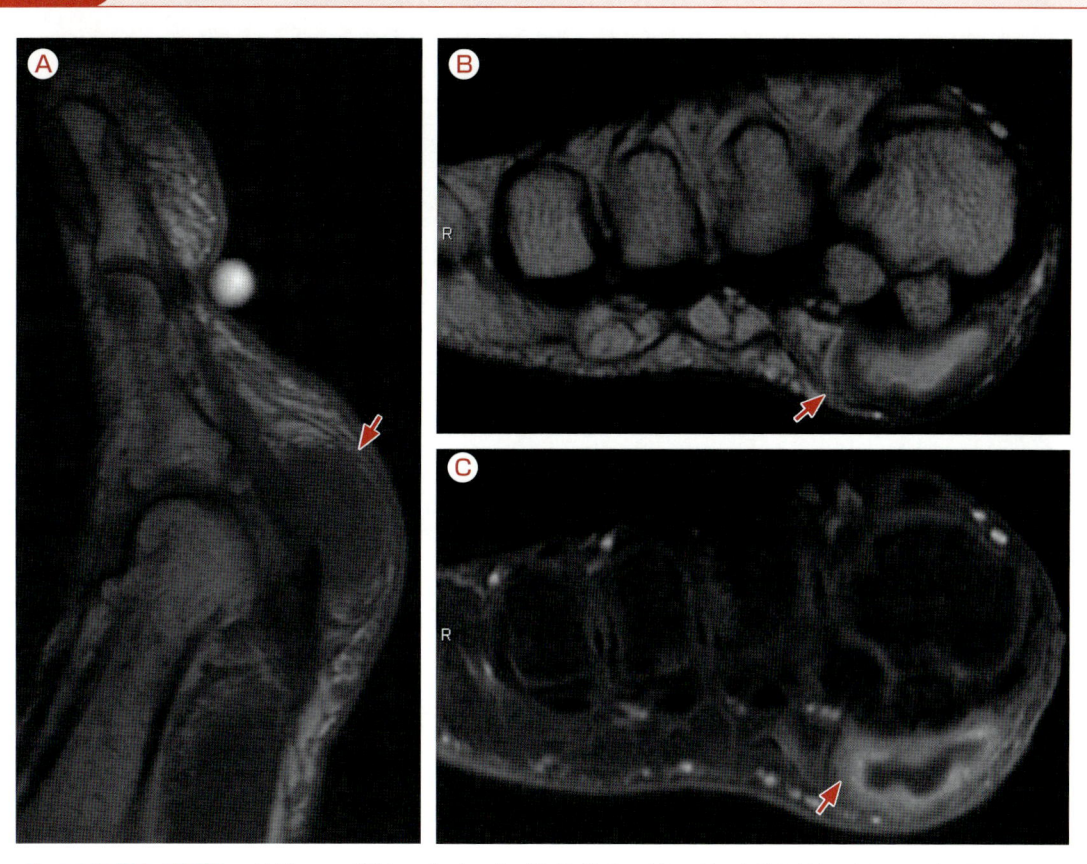

A) **T1強調矢状断像**：母趾MTP関節の直下の皮下脂肪織内に楕円形の低信号域を認める（→）
B) **T2強調冠状断像**：T2強調像では厚い低信号の壁を持つ囊胞性腫瘤であることがわかる（→）．種子骨の信号変化はなく，骨折や分節化もみられない
C) **造影後脂肪抑制T1強調冠状断像**：造影で壁のみの強い増強効果を認める（→）．この領域に存在する滑液包の炎症と考えられる

■ 原因・病因

　滑液包は腱や筋肉と骨が近接する周囲に存在する，滑膜細胞によって裏打ちされている袋状の構造物である．内部に少量の液体貯留があるが，正常では見えない．役割は筋や腱が運動で骨から受ける摩擦を軽減させ，円滑な運動を行わせることである．そのため，腱の付着部，関節の近傍に存在しており，特に膝関節などでは関節包と滑液包の連絡がある場合がある（ベーカー囊胞など）．**関節や腱・筋肉の長期間の酷使で滑液包が発達し炎症を呈する**．その他の原因として，関節リウマチや外傷，感染などでも出現する．

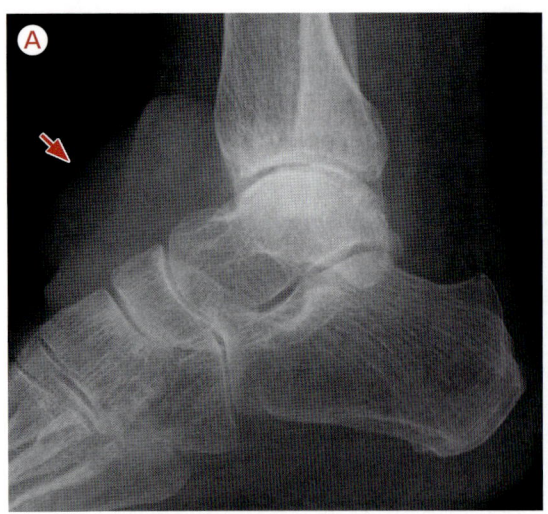

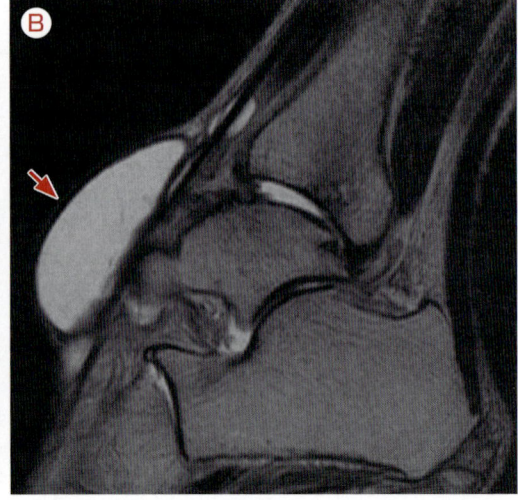

症例❷ 65歳男性．足背部の腫脹と痛み

A) **単純X線写真側面像**：足背部に円形に突出する軟部濃度腫瘤を認める（→）
B) **T2強調矢状断像**：趾伸筋腱に沿うように囊胞性腫瘤が認められる（→）．内部にデブリを疑う低信号域が散在している．この領域に存在している滑液包の炎症性変化を疑う．鑑別はガングリオンやアテロームである

　足関節，足部では踵骨後部滑液包炎（アキレス腱前部滑液包炎），アキレス腱後部滑液包炎（皮下滑液包であり，偽性滑液包である），外果前滑液包炎，母趾MTP関節直下の滑液包炎などが挙げられる[1]．

■ 症状

　滑液包炎が大きければ，体表から軟部腫瘤として触れることができる．炎症が激しければ強い疼痛，腫脹を認め，関節運動が困難になる．

■ 画像所見

　滑液包は円形から楕円形の囊胞性腫瘤であり**腱の近傍**に同定できる．T2強調像で均一な高信号域として認められるが，内部にデブリ状の点状低信号域が存在する場合や，出血を合併し，層状の液面形成を認めることもある．壁の線維性の肥厚は認められるものとはっきりしないものとある．造影では辺縁の壁の造影効果のみである．アキレス腱周囲の滑液包は**アキレス炎やアキレス腱付着部症などに付随して発症**することが多い．

■ 鑑別疾患

・**ガングリオン**：囊胞性腫瘤であるため，所見は類似．多房であることが多い（p118）．

▶▶▶ 撮影・読影の際，注意すること

1 アキレス腱前部滑液包/後部滑液包はアキレス腱障害と合併して発症することが多い．アキレス腱の信号変化や腫大があるときは注意する

2 趾伸筋腱滑液包炎は窮屈な靴の使用で発症する．どんな靴を履いているか聞いてみるとよい

3 母趾MTP関節部滑液包炎は種子骨障害と合併することが多い．分裂種子骨や種子骨炎の有無をみる

＜文　献＞
1) Gentili, A., et al.: MR imaging of soft-tissue masses of the foot. Semin Musculoskelet Radiol, 6: 141-152, 2002

第4章 炎症・代謝性疾患

頻度 ★★★

04 関節リウマチ
rheumatoid arthritis：RA

症例❶ 74歳女性．外反母趾の精査

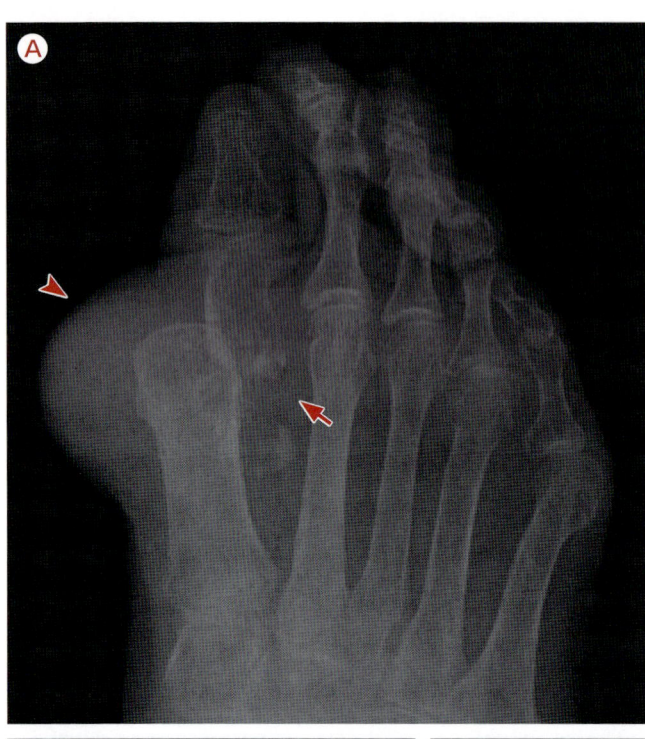

A）**単純X線写真正面像**：母趾MTP関節の側方脱臼を認める（→）．中足骨頭部，基節骨の骨透亮像があり，基節骨側で骨びらんを認める．中足骨頭部の内側皮下脂肪織の軟部腫脹がある（▶）．母趾－第2趾間部に不整形の骨も認められる

B）**T2強調横断像**：中足骨頭部，MTP関節内に高信号と低信号の混在した領域を認める（→）滑膜の強い増殖と思われ，骨にも浸潤している状態といえる．関節リウマチが疑われる

C）**T1強調横断像**：中足骨は広範な浮腫性変化を認め，不均一な低信号を呈している（→）．基節骨への浸潤も認められる

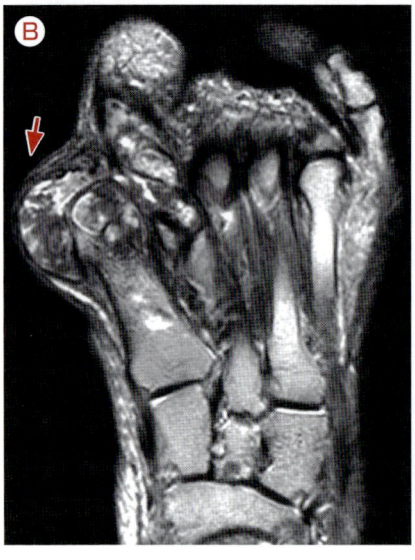

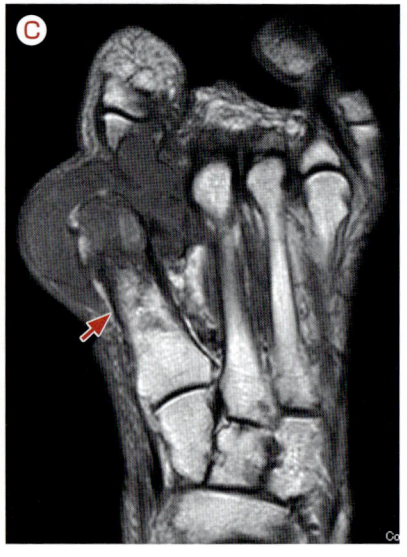

> **症例❷** 54歳女性．小趾の腫脹と痛み

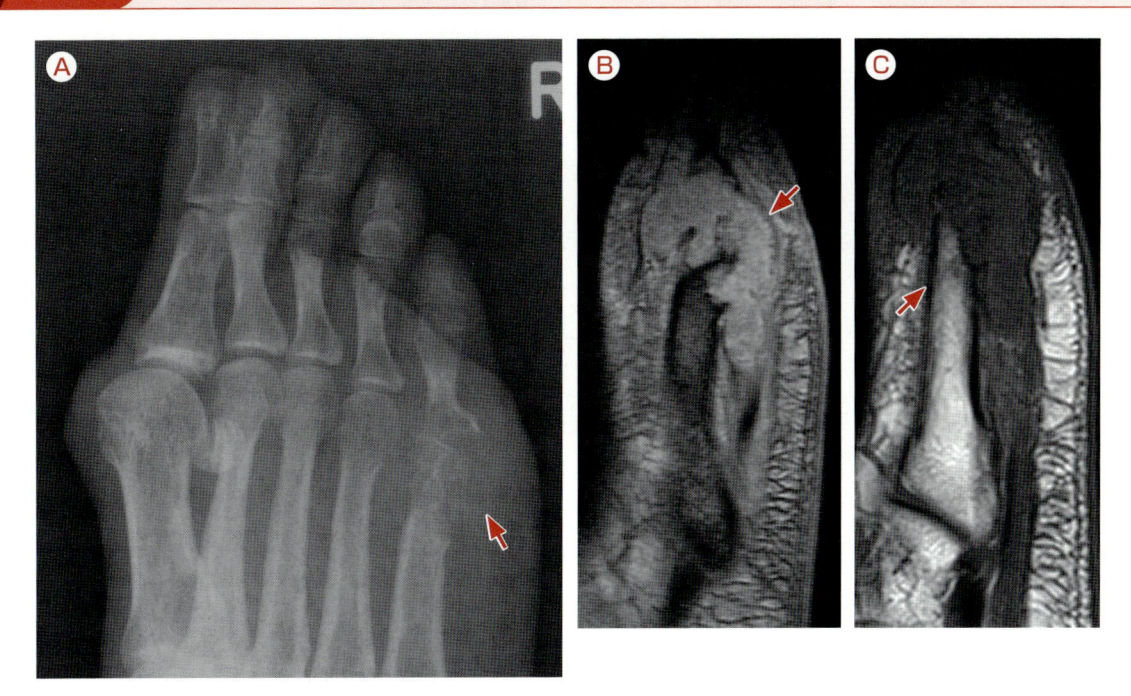

A) 足部単純X線写真斜位像：小趾MTP関節の関節面の不整とbare areaを中心に広範な骨びらんの形成を認める（→）．関節リウマチを疑う

B) T2*強調矢状断像：MTP関節を充填するように高信号域が広がっており，パンヌスの形成と思われる（→）

C) T1強調矢状断像：中足骨頭部の骨びらんと浮腫あり（→）

■ 原因・病因

滑膜関節をターゲットにした炎症性疾患であり，自己免疫疾患の1つである．**若年成人から中年女性に多い**（男女比1：3～5）．足関節・足部では**小趾MTP関節**（中足趾節関節），**母趾IP関節**（趾節間関節）に頻度が高い．

■ 症状

罹患した関節の腫脹，痛みがある．朝関節が動かしにくい．進行してくると関節の変形や強直が発生する．

■ 画像所見

早期のRAは単純X線写真上，関節面のわずかな透亮像と周囲の軟部腫脹のみである．さらに進行すると**パンヌスと呼ばれる絨毛状の滑膜の増殖**が認められる（図1）．これはMRIのT2*強調画像で高信号，造影で強い増強効果として現れる．パンヌスは骨と関節包の境界領域であるbare areaより骨内へ浸潤するため，典型的な**骨びらん**を呈するようになる．関節面は，病初期は保たれているが，徐々に破壊され狭小化し最終的には骨強直へ至る．関節内には米粒体と呼ばれる結節や滑膜の絨毛状の突出が認められ，T2強調像で多彩な信号変化を認める．

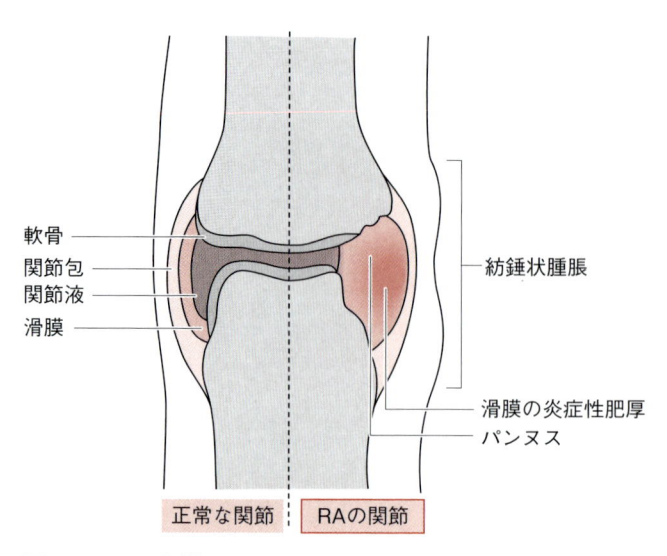

図1　RAの病態

■ 鑑別疾患

- **結核性関節炎・骨髄炎**：軟部腫瘤の形成や骨破壊の形状が類似（p82）．
- **乾癬性関節炎**：病気の進行の速さや骨破壊の形状が類似．罹患される関節が異なる．
- 母趾のRAであれば，痛風（p94）や外反母趾など（p160）．

▶▶▶ 撮影・読影の際，注意すること

1 病初期のRAは単純X線写真での診断は困難である

2 活動性のRAと慢性期のRAでは関節破壊の程度が異なる．慢性期の場合ではパンヌスは消失し線維化している

3 母趾のRAの場合は，痛風やピロリン酸カルシウム結晶沈着症や外反母趾などの疾患との鑑別が難しい．痛風は男性に多いことと血中尿酸値が参考になる．外反母趾は女性に多く変形性関節症の所見が主体になるが，これにバニオンと呼ばれる滑液包炎を合併することがあり，RAのパンヌス形成のように見えるため注意を要する

<参考文献>
- Jaakkola, J. I. & Mann, R. A.: A review of rheumatoid arthritis affecting the foot and ankle. Foot Ankle Int, 25: 866-874, 2004
- Michelson, J., et al.: Foot and ankle problems in rheumatoid arthritis. Foot Ankle Int, 15：608-613, 1994

第4章 炎症・代謝性疾患

05 糖尿病足
diabetic foot

頻度 ★★★

症例❶ 50歳男性．糖尿病患者

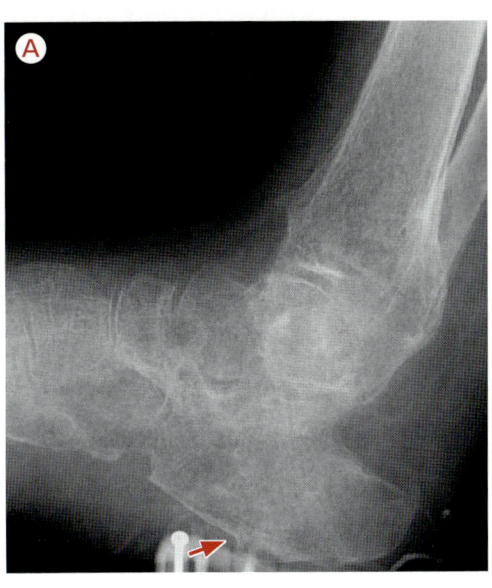

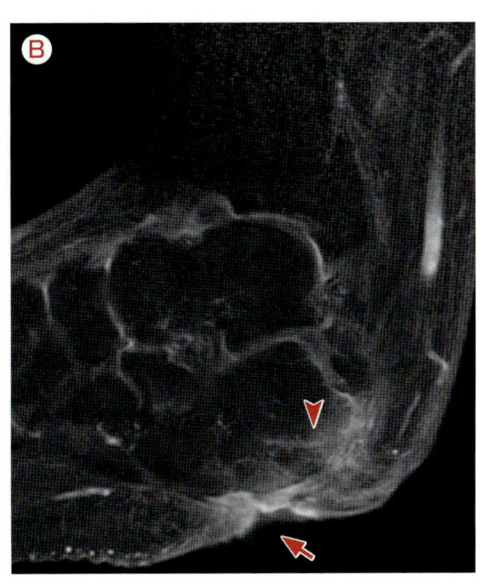

A) **単純X線写真側面像**：全体的に骨密度の低下が著しく，骨粗鬆症の状態である．踵骨の変形があり，踵立方関節面の不整を伴っている．足底部側の骨皮質の途絶が認められる（→）．
B) **STIR矢状断像**：足底部皮下脂肪組織の欠損と信号上昇があり潰瘍に一致する（→）．踵骨底部の信号上昇もあり（▶），潰瘍から骨へ炎症の直接波及が疑われる．踵骨骨髄炎である

■ 原因・病因

糖尿病は血糖値（血中グルコース濃度）が異常に高い疾患である．原因としてはβ細胞が何らかの理由によって破壊されインスリンが枯渇する1型糖尿病，肥満などが原因でインスリンの機能不全もしくはインスリンの分泌量が低下する2型糖尿病に分類される．大部分は2型糖尿病である．

糖尿病足は糖尿病の慢性期に発生する合併症である．高血糖による血管内皮障害に起因する小血管障害，動脈硬化性変化，末梢神経障害を反映した多彩な足病変を来す．

■ 症状

血管障害による症状としては，虚血による潰瘍，骨髄炎，壊疽，筋膜炎や蜂窩織炎が挙げられる．潰瘍は踵骨底部，母趾・小趾MTP関節，足趾の趾尖部に多い．靴が当たるところ，と考えるとよい．末梢神経障害としては，Charcot関節や大腿部や臀部の筋萎縮症などがある．潰瘍に関しては血管障害・末梢神経障害ともに関連しており，末梢神経障害が優位な潰瘍では皮膚温は正常で肉芽形成が良好とされる．

その他，糖尿病と診断される前に足底筋膜の肥厚が発生し足部の変形を起こすことが

> **症例❷** 65歳女性．糖尿病患者

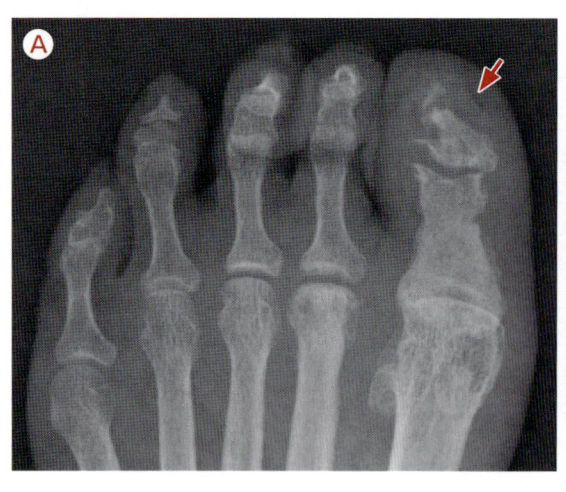

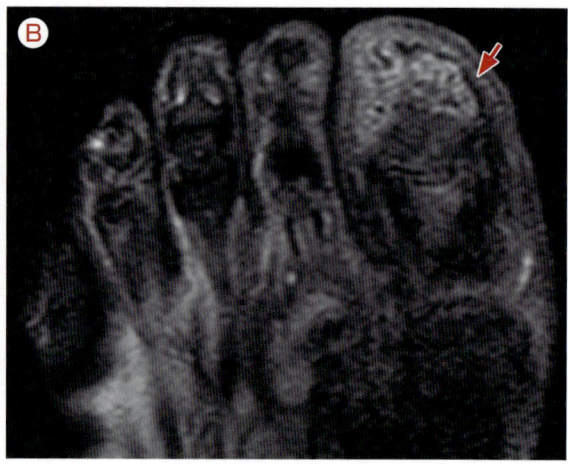

A）単純X線写真正面像：母趾末節骨の骨融解性変化を認める（→）．骨片が散在している．末節骨の骨髄炎を疑う．軟部組織腫脹あり
B）STIR横断像：母趾末節骨と周囲の軟部組織の骨髄信号上昇があり骨髄炎に一致する（→）．単純X線写真で指摘できる骨片は同定できない

ある．これは手部の**デュプイトレン拘縮**と同様の変化である．手部のデュプイトレン拘縮は糖尿病患者に多いとされるが，足部にも発生する．

■ 画像所見

潰瘍では，皮膚の欠損と周囲の信号上昇を認める．足部や足関節全体が腫脹し，蜂窩織炎の合併も多い．潰瘍に近接した骨に炎症が波及すると骨の信号上昇が起こり，骨髄炎に進展する（症例❶❷）．筋膜炎は**足底筋膜**に多く，信号のびまん性の上昇を伴う．**メンケベルク（Mönckeberg）型石灰化**は血管の中膜の石灰化であり，糖尿病患者に非常に多く認められる（症例❸）．帯状の石灰化として同定可能である．
Charcot関節は高度な変形性関節症になることが多い．感覚神経障害が存在し，痛みという知覚が消失するため発生する．距腿関節の破壊，沈み込みや**ゆりかご変形**を認める．後足部の骨硬化に対して前足部の**骨密度低下**を認める．

■ 鑑別疾患

基礎疾患に糖尿病が必ずあるため，診断は容易である．

▶▶▶ 撮影・読影の際，注意すること

1 末梢神経障害があるため，安静が保てないことが多い．また趾尖部の骨髄炎や壊疽を診断することも多く，糖尿病足の場合は特にMRIの画質が下がりやすい

症例❸ 50代男性．糖尿病患者

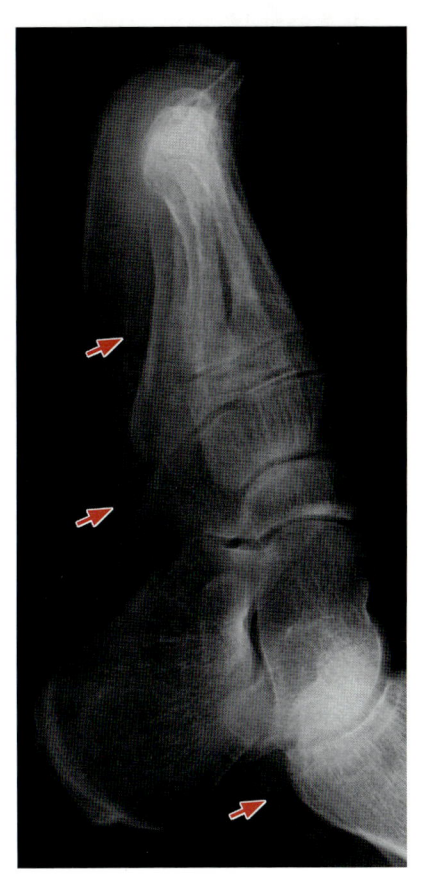

単純X線写真側面像：足部の皮下脂肪織内に線状の石灰化が認められる（→）．メンケベルク（Mönckeberg）型石灰化である

❷ 両足撮影を同時に行うことが余儀なくされることも多い

❸ 潰瘍は母趾・小趾MTP関節，踵骨底部，趾尖端部に多い．必ずチェックする

＜参考文献＞
・小橋由紋子：炎症性・代謝性疾患，「足の画像診断診断」，pp182-189，メディカル・サイエンス・インターナショナル，2013

| 第4章　炎症・代謝性疾患 | 頻度 ★★★ |

06 痛風，ピロリン酸カルシウム結晶沈着症，乾癬性関節炎

gout, calcium pyrophpsphate deposition disease: CPPD,
psoriatic arthritis: PsA

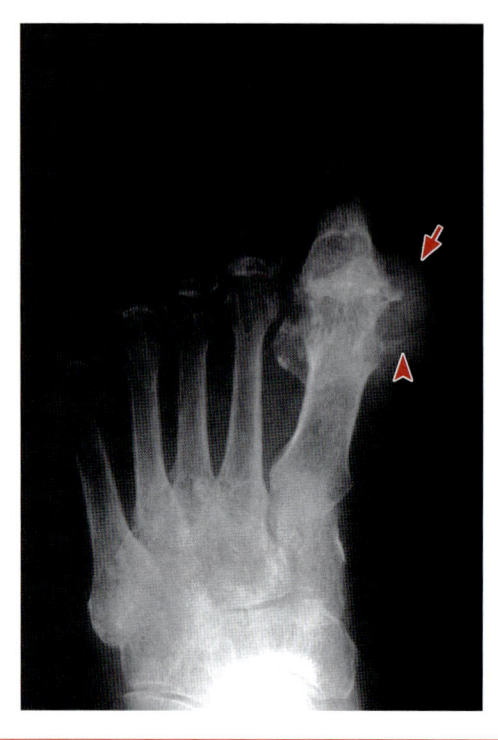

症例❶　痛風

単純X線写真正面像：母趾MTP関節の関節裂隙の狭小化と骨棘（overhanging edge）（▶）および骨の打ち抜き様の透亮像を認める．関節周囲に淡い石灰化が認められている（→）．痛風に一致する所見である

■ 原因・病因

1）痛風

尿酸ナトリウム結晶が軟部組織に沈着して発生する．**高尿酸血症**がベースに存在する．男女比は20：1で圧倒的に男性に多い．**母趾MTP関節に好発**（56〜78％）するが，そのほか足部のリスフラン関節（25〜50％），足関節（18〜60％）などにも出現する．

2）ピロリン酸カルシウム結晶沈着症（CPPD）

ピロリン酸カルシウム結晶が関節内に沈着し引き起こされた関節炎を指す．かつて偽痛風とも呼ばれていた．CPPDの沈着部位は**恥骨結合や半月板，椎間板といった線維軟骨への沈着が多く**，そのほか関節軟骨（硝子軟骨），および滑膜，滑液包に沈着する．関節液内にも存在する．CPPDの発症に性差はないが，加齢に従い出現頻度が高くなる．CPPD沈着の頻度は足関節で14％，足部（MTP関節）で4％の頻度である．

06 痛風，ピロリン酸カルシウム結晶沈着症，乾癬性関節炎

> **症例❷** ピロリン酸カルシウム結晶沈着症（CPPD）

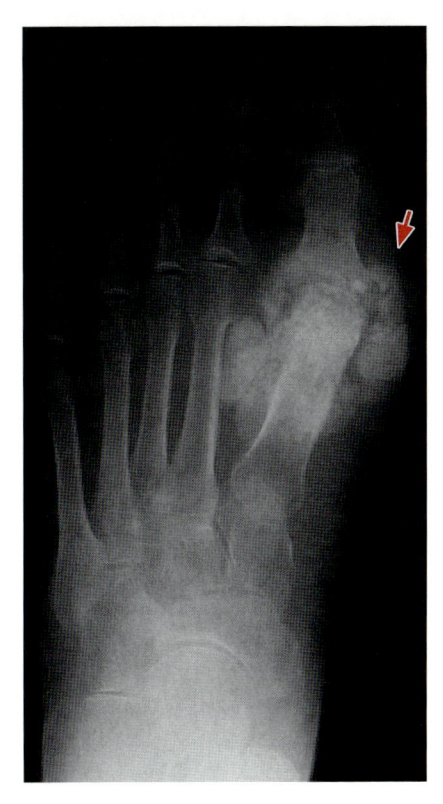

単純X線写真正面像：母趾MTP関節の関節裂隙の狭小化と基節骨の関節面の不整を認める．関節周囲には塊状の石灰化が認められる（→）

3）乾癬性関節炎（PsA）

　血清反応陰性脊椎関節炎（sero-negative spondyloarthritis）という疾患群の中の1つである．皮膚疾患である乾癬に関節炎が合併した病気であり，関節の腫脹や疼痛を伴う．リウマトイド因子は陰性である．**乾癬患者の10〜30％に合併**するとされ，15％は皮膚症状に先行して関節症状が出現するとされる．

■ 症状

　痛風は患者の突然の母趾の痛みで発見される．母趾MTP関節の腫脹がある．診断は関節穿刺で関節液に尿酸結晶を確認することと，血清尿酸値が高値であることで行う．発作の回数が多くなると症状はさらに増悪する．
　CPPD，乾癬性関節炎も罹患関節の腫脹，痛みを認める．

■ 画像所見

1）痛風

　単純X線写真で母趾MTP関節の軟部組織腫脹と滑膜付着近傍の**骨の打ち抜き様の透亮像**や，結晶によって**骨棘が盛り上がるような骨びらん（overhanging edge）の形成**を呈する．辺縁が不明瞭で濃淡が不整な石灰化沈着を伴う場合もある．ただし本来尿酸ナトリウムの結晶であるため，明瞭な石灰化を呈しない．

症例❸ 乾癬性関節炎(PsA)

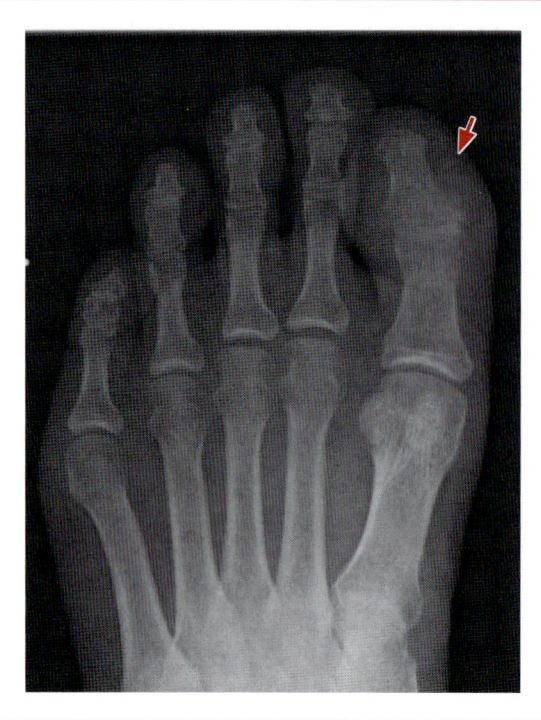

単純X線写真正面像：母趾IP関節の関節裂隙の狭小化と関節面の骨密度低下および骨棘形成を認める（→）．末節骨側に骨びらんを伴う．尋常性乾癬の既往があり，乾癬性関節炎と考えられる

2) ピロリン酸カルシウム結晶沈着症（CPPD）

CPPD結晶は痛風結節などと比較して濃度が高く，塊状である．関節裂隙の狭小化を認め，変形性関節症の像をとる．痛風にみられるoverhanging edgeなどの所見はみられない．

3) 乾癬性関節炎（PsA）

DIP関節の変形と末節骨の骨びらんを認める．骨びらんは最初は靱帯の付着部に限局しているが，進行するにつれて関節面に至る．PsAの活動性と経過に応じて，骨の増生も認められるようになり，末節骨骨髄に及んだ場合，末節骨の骨硬化像として同定できるようになる（ivory phalanges）．また活動性の高いPsAでは，末節骨が溶骨性変化を起こし，pencil-and-cup deformityという独特の形態を呈する．

■ 鑑別疾患

RA（p88）や外反母趾（p160）など．石灰化の有無や関節炎の発生している骨の分布で鑑別する．

▶▶▶ 撮影・読影の際，注意すること

1 母趾MTP関節はさまざまな変形や疾患が発生しやすい．それぞれの疾患の特徴を踏まえて診断すること

2 痛風結節の石灰化濃度が高い場合はCPPD結晶が合併していることが多い

3 CPPD結晶はさまざまな関節で認められる．膝蓋大腿関節の関節面の変形が高度な患者であれば，CPPDを疑う必要がある

4 乾癬性関節炎は先行する皮膚病変がなく，関節炎を呈する場合があるので注意する

＜参考文献＞
・小橋由紋子：炎症性・代謝性疾患，「足の画像診断」，pp161-179，メディカル・サイエンス・インターナショナル，2013

第5章 腫瘍および腫瘍類似疾患

頻度 ★★★

A. 骨腫瘍

01 単純性骨嚢腫
solitary bone cyst : SBC

症例❶ 14歳女性．無症状

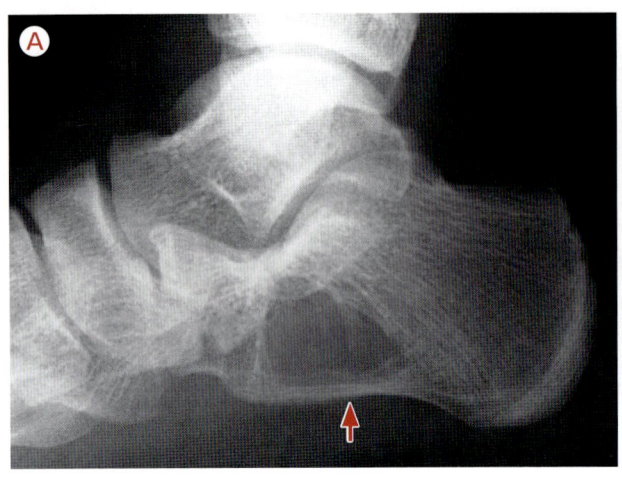

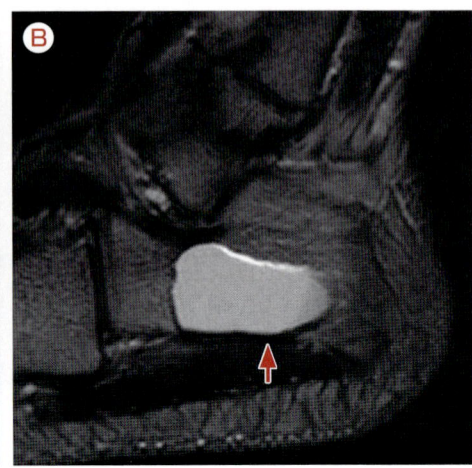

A) **単純X線写真側面像**：踵骨頸部に楕円形の骨透亮像が認められる（→）．骨硬化縁は認められない．単純性骨嚢胞を疑う
B) **T2強調矢状断像**：嚢胞性腫瘤は均一な高信号を呈している（→）．出血や壁在結節はみられない

■ 原因・病因

単純性骨嚢腫は原因不明の良性骨腫瘍である．大腿骨や上腕骨といった長管骨に発生するが，足関節・足部においては踵骨頸部によくみられる．思春期ごろから若年成人でよく発見されるが，症状がないため成人でも偶発的にみつかる例もある．

■ 症状

病的骨折を発生させるまでは基本的には無症状である．

■ 画像所見

単純X線写真では骨髄腔内を置換する**透亮像**として認められる．**骨皮質の菲薄化や骨の膨隆**を伴う．骨皮質の肥厚や周囲軟部組織の腫脹は認められない．嚢胞内に**落下骨片**を認める場合がある（**fallen fragment sign**）．隔壁の有無はそれぞれである．
MRIでは嚢胞性腫瘤であるためT2強調像で高信号，T1強調像で低信号を示す．病的骨折が存在していると嚢胞内部に血腫による液面形成や骨髄浮腫を認める．

01 単純性骨嚢腫

症例❷　15歳男性．サッカー中に足外側の痛みが出現

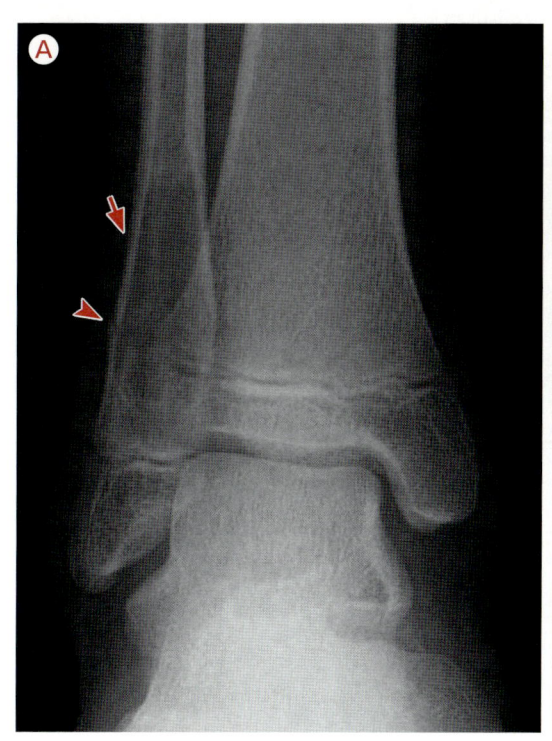

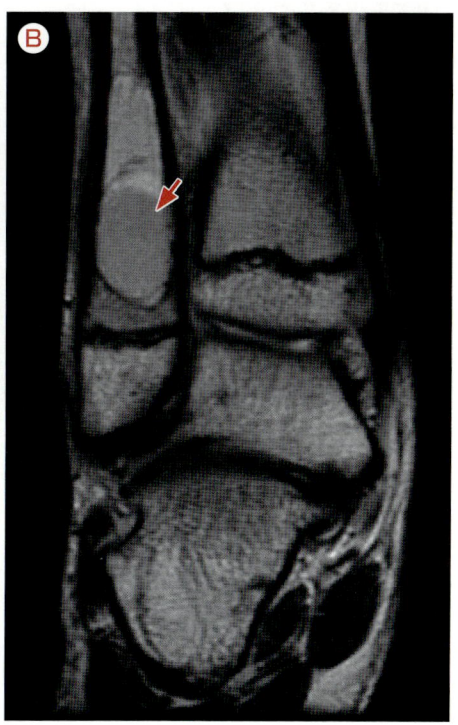

A) 単純X線写真正面像：腓骨遠位骨幹端から骨幹にかけて楕円形の骨透亮像あり（→）．骨皮質の菲薄化を認める．一部骨皮質の破綻があり，病的骨折を伴っている（▶）．単純性骨嚢腫を疑う

B) T2強調冠状断像：腫瘤の内部は高信号と低信号が認められており，出血が疑われる（→）．単純性骨嚢腫と思われる

■ 鑑別疾患

　踵骨に発生した場合では骨内脂肪腫が鑑別に挙がる(p109)．骨内脂肪腫の場合ではMRIで脂肪成分を伴うことが確認できる．また踵骨後部発生の動脈瘤様骨嚢腫なども鑑別に挙がる(p110)．腓骨発生の場合ではfibrous dysplasiaなども考慮する必要がある．

▶▶▶ 撮影・読影の際，注意すること

1. 単純X線写真のみである程度の診断は可能である．骨髄内を置換する透亮像で骨皮質の菲薄化や膨張性発育を示す
2. 骨硬化縁ははっきりしない
3. 病的骨折もしくは偶然（ほかの目的の単純X線撮影で）みつかることが多い

＜参考文献＞
・Schnabel, M., et al.: [Calcaneus cyst–an indication for surgery? Case report and review of the literature]. Unfallchirurg, 101: 704-707, 1998

第5章　腫瘍および腫瘍類似疾患

第5章 腫瘍および腫瘍類似疾患

頻度 ★★★

A. 骨腫瘍

02 骨軟骨腫
osteochondroma

症例❶ 11歳男性．第3趾の変形あり

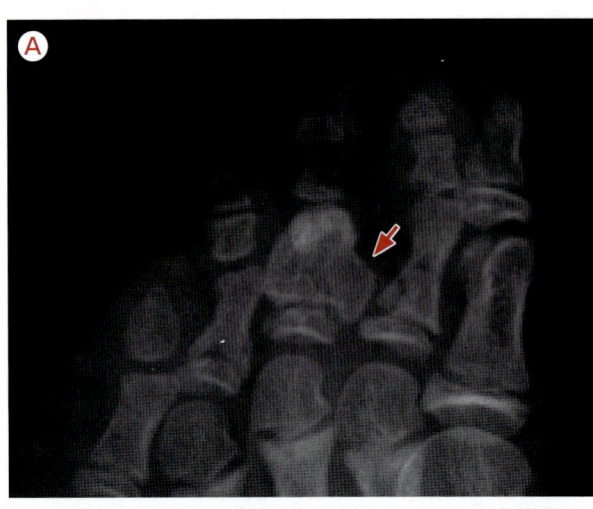

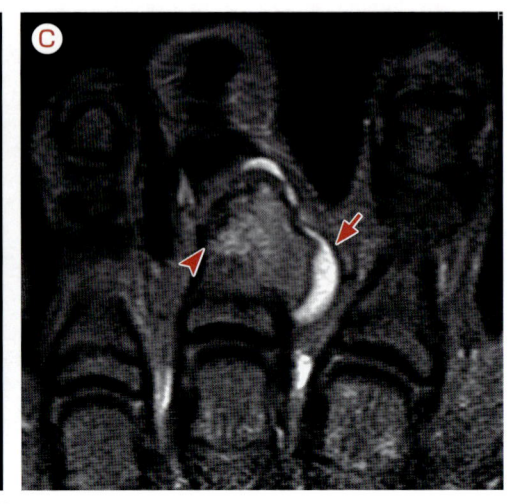

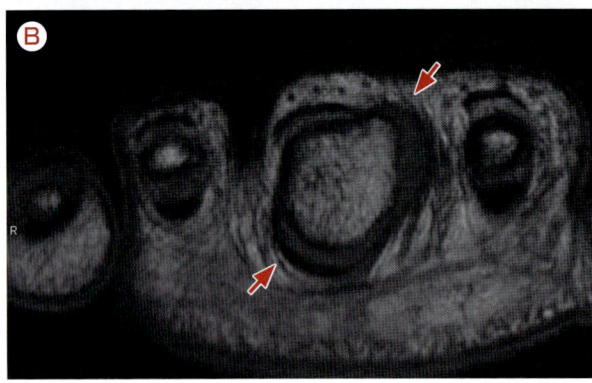

A) 単純X線写真斜位像：第3趾の基節骨に一致して骨の突出を認める（→）．骨髄腔が連続しているようにみえ，骨軟骨腫を疑う

B) T1強調冠状断像：突出した骨の周囲に軟骨帽と思われる低信号域が取り囲んでいる（→）

C) STIR横断像：基節骨から連続する骨の突起と先端に層状の軟骨帽（→）が認められ，骨軟骨腫に矛盾のない所見である．基節骨の骨髄浮腫を伴う（▶）

■ 原因・病因

　高頻度に認められる良性骨腫瘍である．長管骨（大腿骨，脛骨，上腕骨など）の骨幹端に発生する．足部発生は少ないが，脛骨遠位端，距骨，踵骨などで文献的報告は散見される[1]．Sugawaraらは足部発生の骨軟骨腫の28％は踵骨から発生すると報告している[2]．小児から若年成人で発見されることが多い．

■ 症状

　骨表面から突出する骨隆起として自覚できることがある．骨軟骨腫と周囲の筋肉などがこすれることによって，筋肉の反応性の炎症が発生し痛みを生じる．もしくは全く自覚症状がなく偶然発見されることもある．

02 骨軟骨腫

症例❷　37歳女性．足底部の痛みあり．術後再発

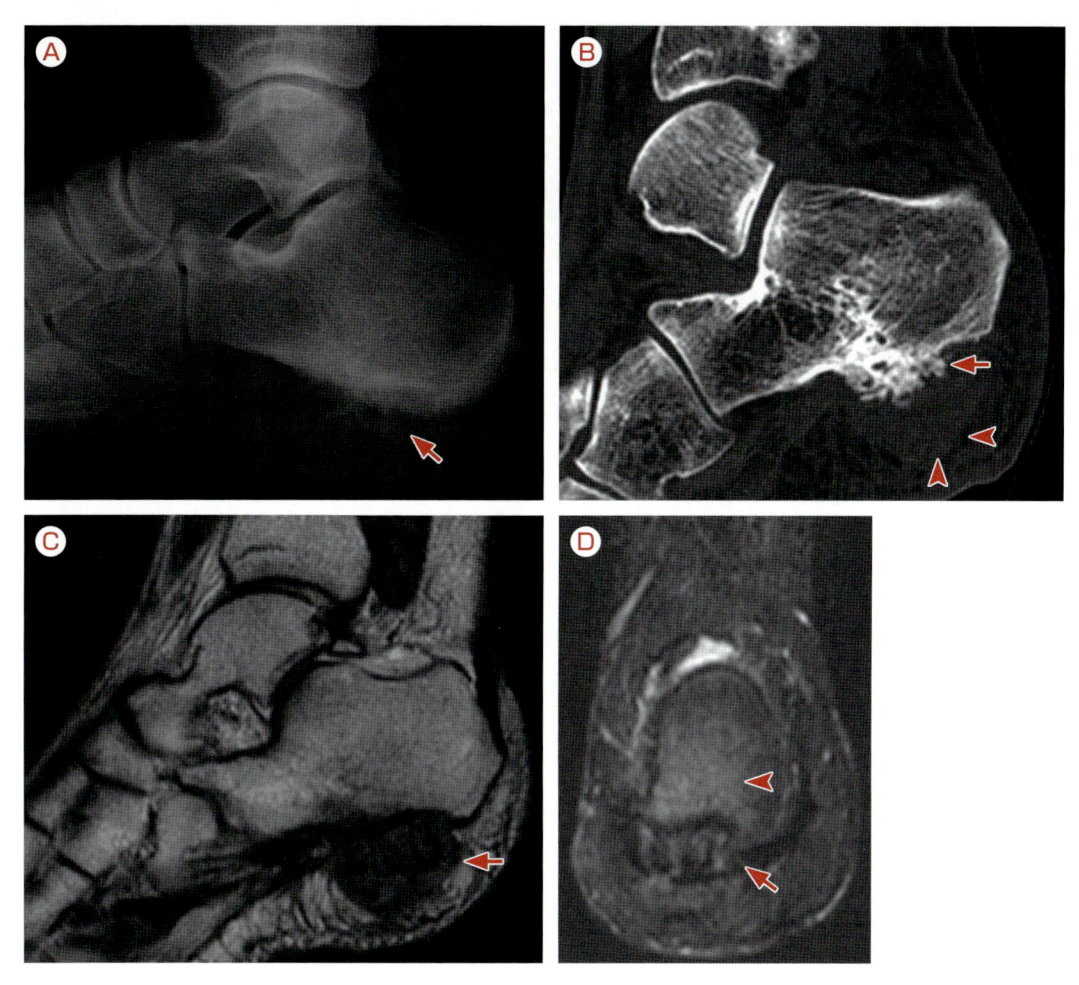

A) **単純X線写真側面像**：踵骨底部の骨皮質の肥厚と硬化性変化を認める．足底部皮下脂肪組織へ進展するように粗大な石灰化が認められる（→）

B) **CT MPR矢状断像**：踵骨底部の骨皮質は不整で，内部の骨髄内にまで硬化性変化がある．連続するように足底部皮下脂肪組織へ塊状でポップコーン状の石灰化がみられる（→）．周囲には石灰化の伴わない軟部腫瘤も認められる（▶）．既往を考慮すると骨軟骨腫の再発を疑える

C) **T2強調矢状断像**：足底部に踵骨と連続するように中間信号を呈する腫瘤が認められる（→）．骨軟骨腫の軟骨成分と考えるならば信号はもう少し高いと思われる．しかしながら，本症例では骨化している領域の範囲が広いこと，術後再発であること，足底部で荷重による刺激が強いことなどによる影響があると思われる

D) **造影後脂肪抑制T1強調冠状断像**：腫瘍（→）および踵骨（▶）の淡い造影効果を認める

■ 画像所見

　骨髄腔と連続性を持ち，腫瘍の先端に**軟骨帽**と呼ばれる軟骨成分を持つ．典型的な骨軟骨腫は有茎性で関節面から離れるように成長する．茎部が太く短い広基性の骨軟骨腫は骨の長軸を這うように存在する．MRIで骨髄腔の連続性や軟骨成分の同定は容易である．軟骨帽はT2強調像やSTIR像などで高信号を示す．軟骨帽は通常平滑で薄いが，

2 cm以上の厚みや急激な疼痛の出現がある場合は**肉腫化**している恐れがある．また骨軟骨腫は骨端線の閉鎖とともに成長が止まるとされる．高齢者の場合では軟骨帽は消失していることが多い．骨軟骨腫の肉腫化は3.5〜4.5％であり，ほとんどが軟骨肉腫である．また15％の頻度で多発する．多発例では孤発例より肉腫化のリスクが高い．

■ 鑑別疾患

痛みの強い症例，軟骨帽が厚い症例であれば，軟骨肉腫を考慮する．

▶▶▶ 撮影・読影の際，注意すること

1. 若年者の骨の隆起がある場合は骨軟骨腫を疑う
2. 骨軟骨腫の圧迫や摩擦による筋肉の炎症が目立つことも少なくない
3. 軟骨帽の厚みに注意する．急激に痛みが発生したり，軟骨帽が厚い場合（2 cm以上）は肉腫の可能性を疑う
4. 骨シンチグラフィーで集積が強い場合では肉腫化していることが多いといわれるが，MRIなどの所見と総合的に評価した方がよい

〈文　献〉
1) Herrera-Perez, M., et al.: Osteochondromas around the ankle; Report of a case and literature review. Int J Surg Case Rep, 4: 1025-1027, 2013
2) Sugawara, M., et al.: Limb-sparing surgery for a calcaneal chondrosarcoma transformed from a solitary osteochondroma. J Orthop Sci, 14: 100-102, 2009

第5章 腫瘍および腫瘍類似疾患

頻度 ★★★

A. 骨腫瘍

03 類骨骨腫
るい こつ こつ しゅ
osteoid osteoma

症例❶ 10歳男児．足関節痛，夜間に増強する

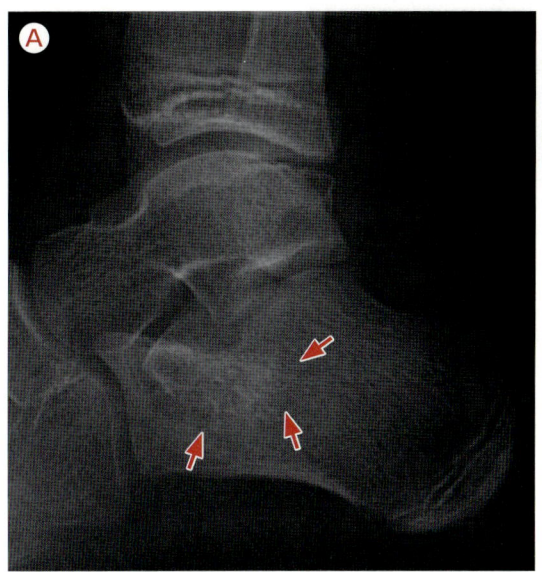

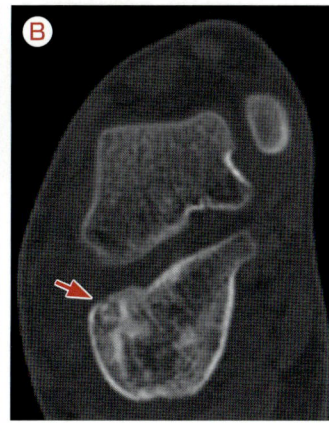

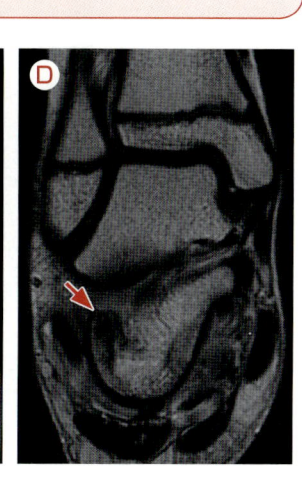

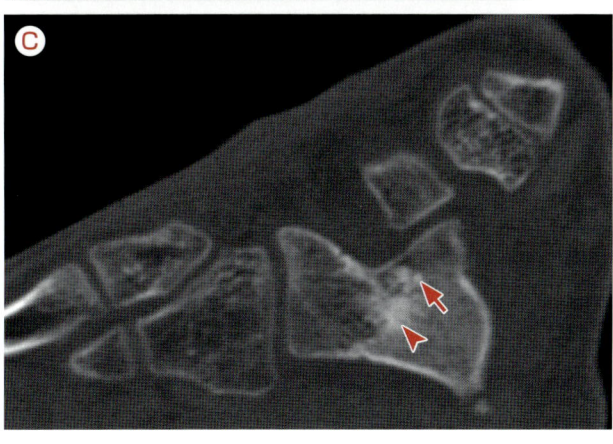

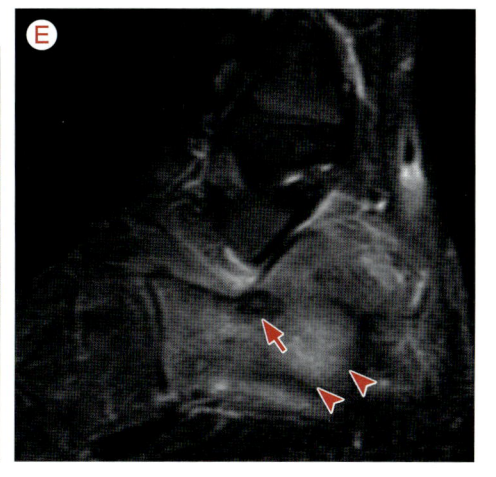

A）**単純X線写真側面像**：踵骨体部に境界の不明瞭な骨硬化性変化を認める（→）．

B）**CT MPR冠状断像**：踵骨の後関節面の前方外側に円形の骨透瞭像があり，内部に骨化を伴う（→）．nidus（ナイダス）のようにみえる．類骨骨腫を疑う．

C）**CT MPR矢状断像**：踵骨体部の上縁に円形の骨透瞭像と内部の骨化を認める（→）．周囲には反応性と思われる骨の増生がみられる（▶）．

D）**T2強調冠状断像**：踵骨体部後関節面前方外側に円形の低信号域を認める（→）．nidus内の骨化を反映して低信号を呈していると思われる．

E）**STIR矢状断像**：nidusの中央部分は淡い高信号を示す（→）．踵骨は広範な高信号を示し骨髄浮腫を認める（▶）．

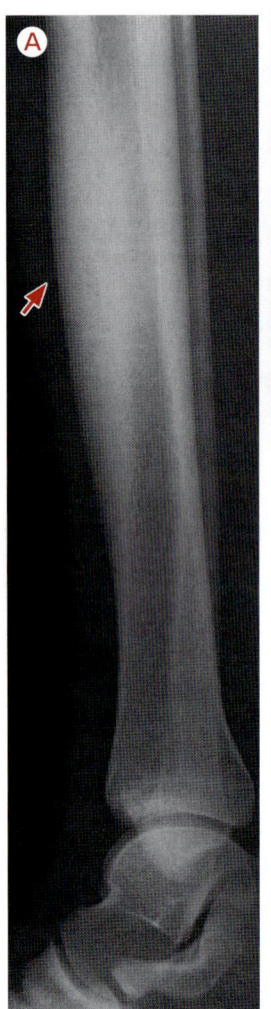

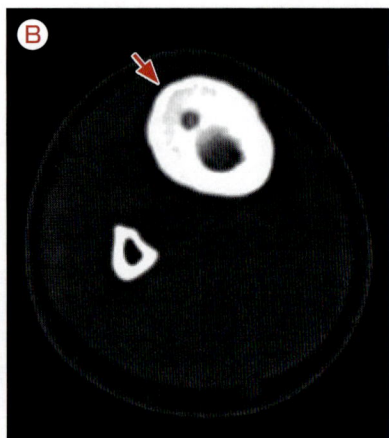

症例❷　17歳男性．下腿の痛みあり

A）**単純X線写真側面像**：脛骨中央部の骨皮質の紡錘状の肥厚を認める（→）．nidusは指摘できない

B）**CT横断像**：脛骨骨皮質の肥厚している領域の中央に円形の低吸収域がありnidusに相当する（→）．類骨骨腫である

■ 原因・病因

　類骨形成を伴う骨芽細胞の増殖と毛細血管を豊富に含む線維組織で構成される良性骨腫瘍である．nidus（ナイダス）と呼ばれる構造物がその本体とされる．女性より男性にやや頻度が高い．**7～25歳程度の小児・若年成人**によくみられる[1]．nidusは非常に小さく（1 cm程度），なおかつ足部や足関節発症例は低い（全類骨骨腫の約10.6％）．具体的には**遠位脛骨**や**遠位腓骨**，**距骨**などで認められる．趾骨発生は少ない．

■ 症状

　夜間疼痛が代表的な症状とされる．類骨骨腫からプロスタグランジンE2が発生するためとされる．このため，NSAIDsが痛みに奏効する．

■ 画像所見

　骨皮質の肥厚の内部に円形の透亮像を伴う．関節面にnidusが接している場合は骨皮質の肥厚はなく，骨内に不均一な硬化像を認めたり，周囲の軟部腫脹や関節液の貯留を来したり，可動域制限を伴ったりと，あたかも関節炎や骨髄炎の所見のようにみえる．
　nidusは単純X線写真やCTで通常透亮像として認められるが，中央部分に石灰化を形成していることもある．MRIでnidusはT2強調像で高信号，T1強調像で低信号を示す．周囲に強い骨髄浮腫や軟部組織の浮腫性変化を認める．

■ 鑑別疾患

- **疲労骨折**：nidusが不明瞭な場合，骨皮質の肥厚は疲労骨折との鑑別が難しい（p74）
- **骨髄炎・関節炎**：関節面に類骨骨腫がある場合は骨髄炎や関節炎に類似した症状を呈する（p80）

▶▶▶ 撮影・読影の際，注意すること

1 元気な小児や若年者で骨皮質の肥厚を伴う病変をみた場合，疲労骨折であることが大部分であるが，類骨骨腫の可能性も念頭に置くこと

2 足部の類骨骨腫でなおかつ関節面にnidusが存在する場合は，不均一な骨硬化性変化とともに，変形性関節症にみられる軟骨下嚢胞との鑑別が難しいことがある

3 趾骨発生の類骨骨腫では関節液の貯留や軟部腫脹が強く，関節炎や骨髄炎と類似した所見を呈する．趾骨そのものが小さいため，nidusがはっきり同定できない場合もあるので注意する

＜文　献＞
1) Aratake, M., et al.: Case of juxta-articular osteoid osteoma of calcaneus mimicking arthritis. J Foot Ankle Surg, 51: 237-240, 2012

第5章 腫瘍および腫瘍類似疾患　　頻度 ★★★

A. 骨腫瘍

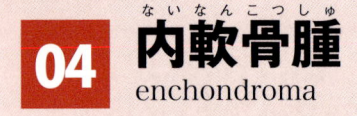

04 内軟骨腫
enchondroma

症例❶ 43歳女性．無症状で偶然発見された

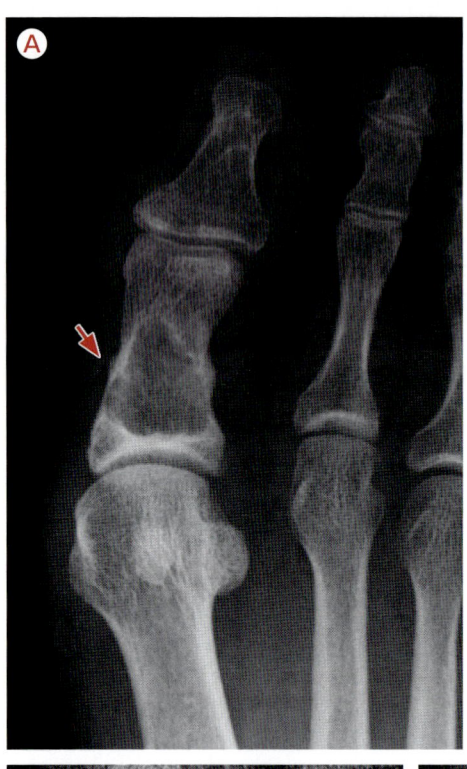

A）**単純X線写真正面像**：母趾基節骨内に円形の透亮像を認める（→）．骨硬化縁を伴い，内部に隔壁を伴う．基節骨の膨張性変化は認められない．内軟骨腫を疑う

B）**T2強調横断像**：腫瘤は境界明瞭で内部に隔壁を持つ高信号域として認められる（→）．軟骨基質を反映した高信号と思われる

C）**T1強調横断像**：腫瘍の辺縁は低信号を示し，単純X線写真での骨硬化縁に一致する（→）．基節骨の骨髄浮腫はみられない

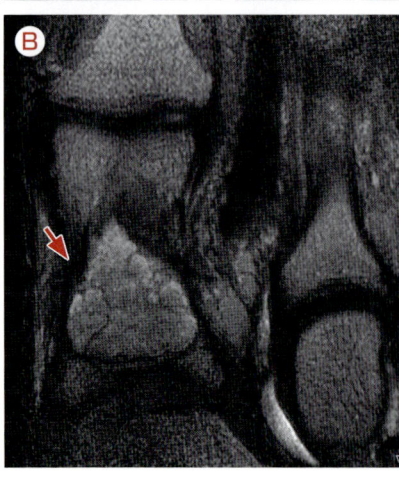

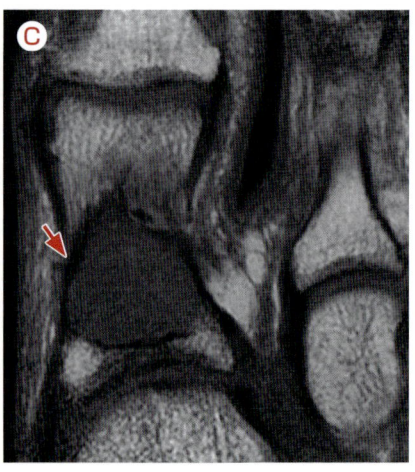

04 内軟骨腫

> **症例❷** 37歳男性．無症状で偶然発見された

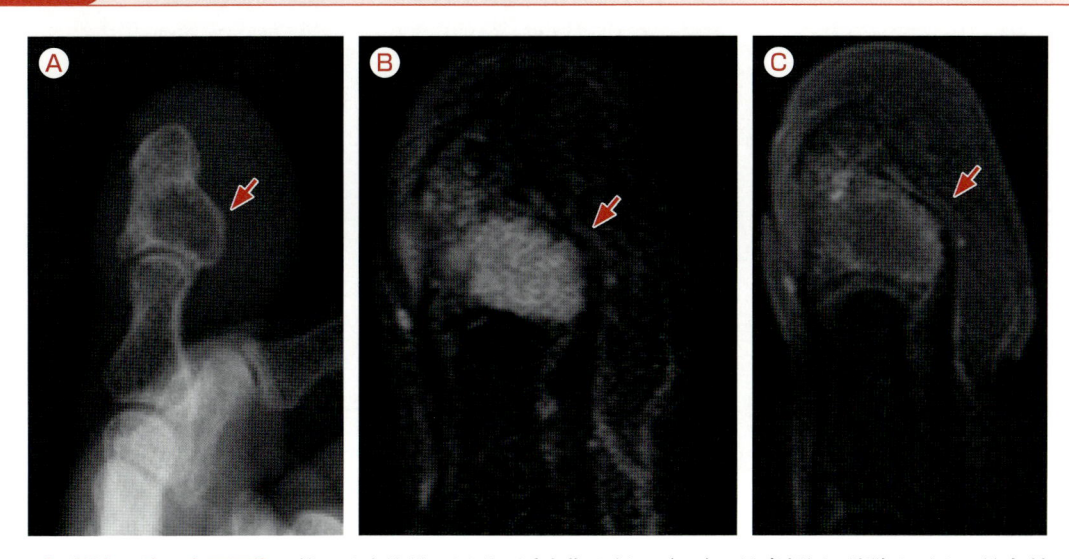

A) **単純X線写真正面像**：第2趾末節骨に円形の透亮像を認め（→），足底部側へ膨隆を示す．骨皮質の菲薄化がある．内軟骨腫である
B) **STIR矢状断像**：腫瘍は分葉状であり，均一な高信号を示す（→）
C) **造影後脂肪抑制T1強調矢状断像**：腫瘍の辺縁のみ淡い増強効果を認める（→）

■ 原因・病因

分葉状の軟骨様組織の増殖を来す良性骨腫瘍である．骨軟骨腫についで頻度の高い疾患である．小児期に発生し，成長とともに腫瘍も増大し，成人になると腫瘍の発育も停止するとされる．10～20代に多くみられる．手足の短管骨（指骨・趾骨）に好発するが，大腿骨といった長管骨の発生することもある．

■ 症状

通常は無症状である．病的骨折を発生してはじめて内軟骨腫の存在に気づくことが多い．

■ 画像所見

単純X線写真では趾骨の骨髄内に円形の透亮像として認められる．内部にみられる軟骨基質の石灰化は特徴的な所見であり，ポップコーン状，ring and arc などと呼ばれ，長管骨に発生した内軟骨腫でよくみられる．短管骨では石灰化がはっきりしないものも多い．内軟骨腫は通常中心性発育を示し，特に短管骨においては骨の膨張性変化を来すことが多い．このため骨皮質の菲薄化が発生し骨折を引き起こす．MRIでは腫瘍の軟骨基質を反映してT2強調像やSTIR, 脂肪抑制T2強調像などで強い高信号を示す．造影では辺縁のみ増強効果を認める．病的骨折の合併がない限り骨髄浮腫はみられない．

■ **鑑別疾患**

・**軟骨肉腫**：内軟骨腫から悪性転化した高分化な軟骨肉腫の場合では，内軟骨腫との鑑別が困難である．しかしながら短管骨発生の内軟骨腫の悪性転化は非常に稀であり，肉腫化を考える必要はないと思われる．

・**線維性骨異形成（fibrous dysplasia）**：頻度は低いが趾骨にも発生する．膨張性発育ははっきりしないことが多いように思える．

▶▶▶ 撮影・読影の際，注意すること

1. 短管骨に発生する腫瘤性病変は少ないため，基本的には診断は容易と思われる

2. 分葉状の形態で，T2強調像やSTIR，脂肪抑制T2強調像で高信号を示すのが特徴的である

3. **長管骨**発生の内軟骨腫では腫瘍に接する骨皮質の肥厚に着目すること．**骨皮質の肥厚**がみられた場合，**内軟骨腫の悪性転化**を疑う．これは肉腫によって骨膜反応が層状に起こるためである．微細な変化であるので，以前の画像との比較は重要である

4. 短管骨発生の内軟骨腫の悪性転化はほぼないと思ってよい

<参考文献>
・Choi, B. B., et al.: MR differentiation of low-grade chondrosarcoma from enchondroma. Clin Imaging, 37: 542-547, 2013

第5章 腫瘍および腫瘍類似疾患

頻度 ★★★

A. 骨腫瘍

05 骨内脂肪腫
intraosseous lipoma

症例❶ 20歳男性．偶然みつかった

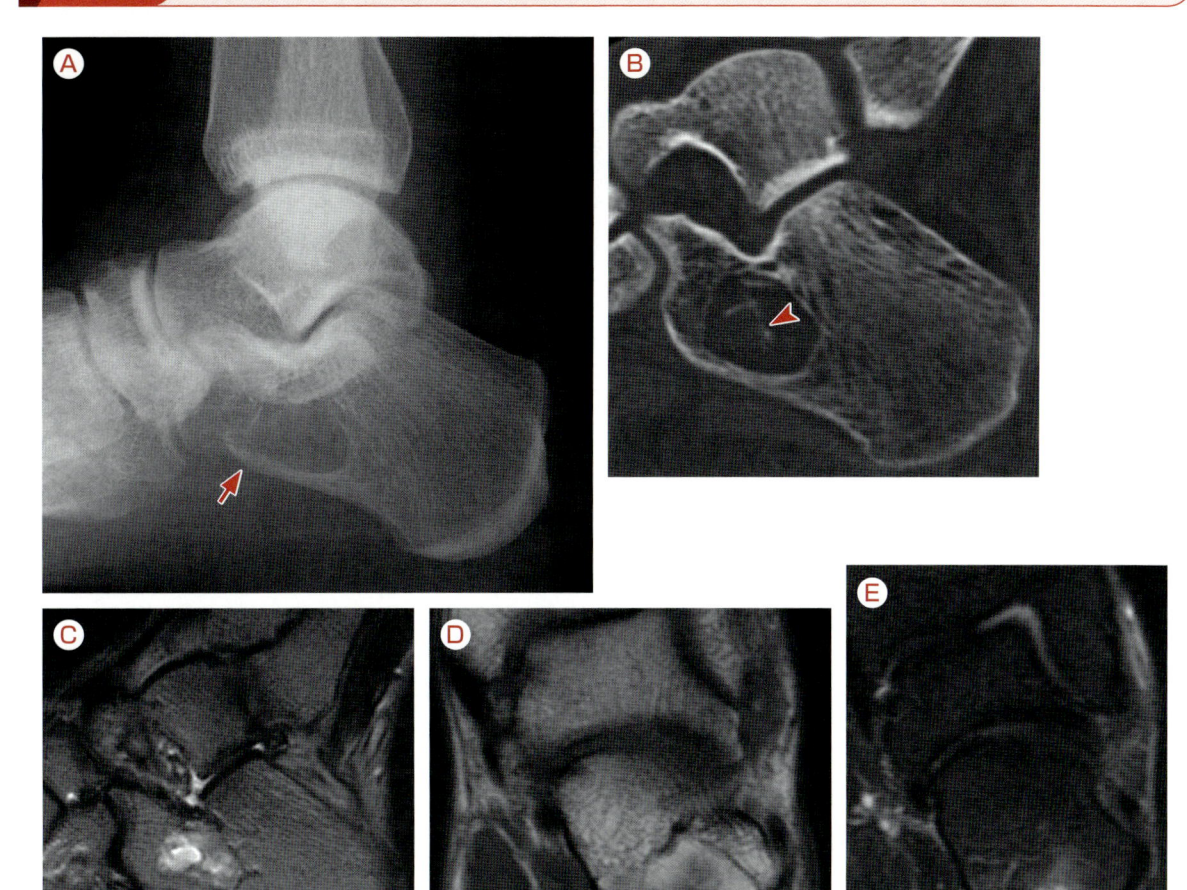

A) **単純X線写真側面像**：踵骨頸部に楕円形の透亮像を認める（→）．内部に淡い石灰化を伴っている．薄い骨硬化縁を認める

B) **CT MPR矢状断像**：CTでは腫瘍の中央部分に線状の石灰化が認められる（▶）

C) **T2強調矢状断像**：腫瘍の内部は骨髄とほぼ同程度の中間信号を示す領域と内部に高信号域を伴う（→）

D) **T1強調冠状断像**：腫瘍の内部は高信号を来している（→）．T2強調像の信号と合わせて考えると脂肪成分が含まれていると思われる

E) **STIR冠状断像**：腫瘍の中央部分を除き，信号低下を認める（→）．脂肪を含む腫瘍であり，中央の高信号域は囊胞性変性とCTで指摘されている石灰化であると考えられる．骨内脂肪腫（stage Ⅲ）に一致する

鑑別疾患❶　軟骨芽細胞腫後の動脈瘤様骨嚢腫

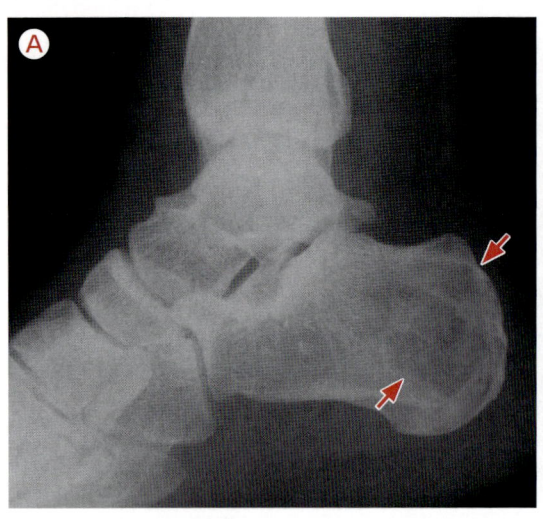

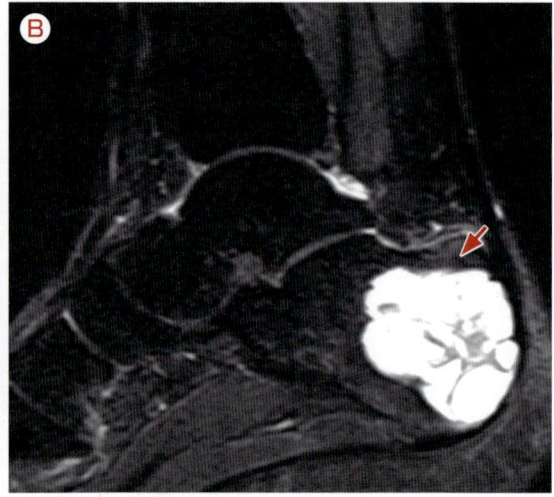

A) **単純X線写真側面像**：踵骨後方隆起に境界が一部不明瞭の透亮像を認める（→）．内部に隔壁を伴うが，石灰化は指摘できない

B) **STIR矢状断像**：分葉状の高信号腫瘤を認め（→），内部に低信号の隔壁を伴う．踵骨後方の骨端から骨幹端に相当する領域に存在しており，腫瘍内部に液面形成や踵骨の骨髄浮腫などはみられない．分布，形状より軟骨芽細胞腫の動脈瘤様骨嚢腫変化と思われる

■ 原因・病因

骨内脂肪腫は全骨腫瘍の0.1％程の頻度であり，稀な腫瘍である[1]．性差はなく，大腿骨，脛骨，腓骨，上腕骨の骨端から骨幹端に認められる．足部では踵骨に多い．

Milgramの骨内脂肪腫の病期分類では，骨内脂肪腫は，

　　stage Ⅰ：充実した脂肪細胞で構成される，
　　stage Ⅱ：脂肪壊死による石灰化沈着が腫瘍中央に発生する，
　　stage Ⅲ：脂肪壊死がさらに進行し，石灰化や嚢胞性変化がみられる，

とされる[2]．

■ 症状

3/4の症例で軽度の疼痛，腫脹を自覚する．

■ 画像所見

単純X線写真で骨髄内に楕円形から円形の境界明瞭な透亮像として認められる．腫瘍内部に石灰化を伴うことが多い．骨硬化縁や骨の膨隆を認める場合もある．MRIでは腫瘍の豊富な脂肪成分を反映してT1，T2強調像でともに中間信号から高信号を示し，脂肪抑制画像で信号の低下を認める．

■ 鑑別疾患

踵骨に出現した場合では，単純性骨嚢腫（p98），動脈瘤様骨嚢腫（鑑別疾患❶），線維性骨異形成（fibrous dysplasia）などが鑑別に挙がる．

▶▶▶ 撮影・読影の際，注意すること

1 踵骨の腫瘤性病変は，単純性骨嚢腫，骨内脂肪腫，軟骨芽細胞腫や軟骨芽細胞腫の動脈瘤様嚢腫化（二次性動脈瘤様骨嚢腫），一次性の動脈瘤様骨嚢腫など多岐にわたる．内部の石灰化の有無や形状，腫瘍の位置や辺縁の状態を細かく観察して判断する

2 MRIで**脂肪成分**の確認ができれば，脂肪腫の診断は容易である

3 **石灰化**の形状で単純X線写真である程度鑑別可能である．骨内脂肪腫の場合は中央に石灰化が認められる．軟骨芽細胞腫の場合は軟骨基質の石灰化のため，粗大なポップコーン状を呈する．単純性骨嚢腫は骨片様の石灰化であり，存在しないことも多い

＜文　献＞
1) Levin M. F., et al.: Intraosseous lipoma of the distal femur: MRI appearance. Skeletal Radiol, 25: 82-84, 1996
2) Milgram, J. W.: Intraosseous lipomas. A clinicopathologic study of 66 cases. Clin Orthop Relat Res: 277-302, 1988

第5章 腫瘍および腫瘍類似疾患

A. 骨腫瘍

06 爪下外骨腫
subungal extostosis

頻度 ★★★

症例❶ 29歳女性．母趾にものを落とした後，爪の変形が出現

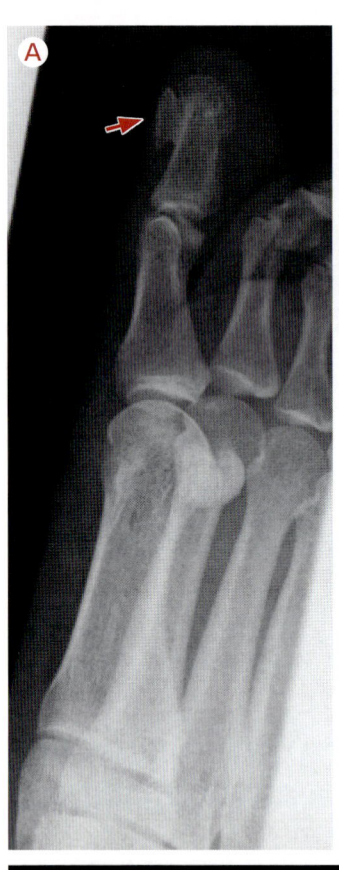

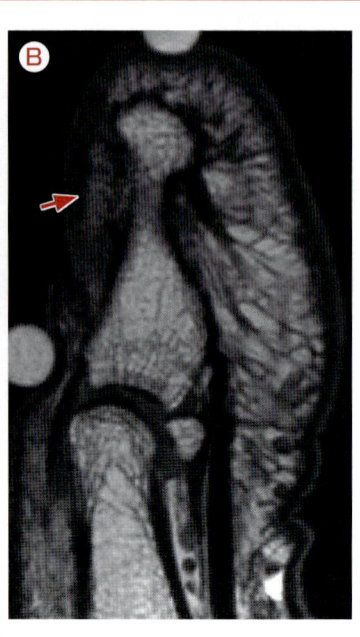

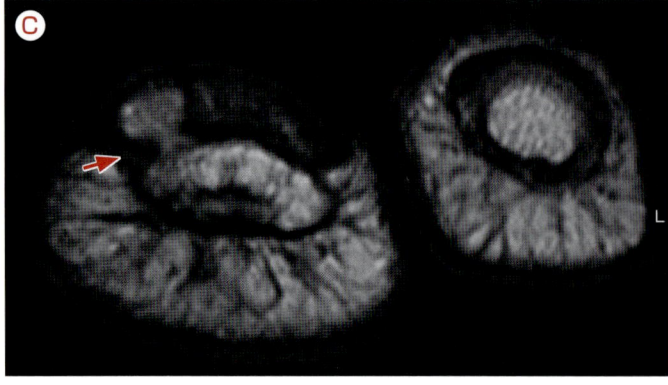

A) **単純X線写真斜位像**：母趾末節骨から足背に向かうように骨性突出を認める（→）．爪下外骨腫に一致する

B) **T1強調矢状断像**：末節骨より連続する腫瘤像は末節骨の骨髄と比較してやや低信号を示している．骨髄の連続性はなさそうにみえる（→）

C) **T2強調冠状断像**：腫瘤は爪の一部を押し上げるように存在している（→）

■ 原因・病因

指趾の末節骨に発生する良性骨腫瘍である．1847年にDupuytrenによって報告された．小児期から若年成人に多くみられる．**母趾末節骨**に出現することが多いが，他の趾でもみられる．「母趾を挟んだ」や「ものを趾に落とした」といった既往があることが多い．原因としては**指趾への機械的刺激説**，**外傷説**，**慢性刺激説**などがある．靴などの圧迫でも発生するとされる．

■ 症状

病変部の痛みのほかに爪の変形を訴えることが多い．

■ 画像所見

単純X線写真で**母趾末節骨から突出する骨性隆起**を認める．診断は比較的容易である．MRIでは爪下から腫瘤が突出している像が観察可能である．**骨髄信号が腫瘍と末節骨とで異なる**．

■ 鑑別疾患

- **グロームス腫瘍**：爪下に出現する嚢胞性腫瘍．強い痛みを持つ（p123）．
- **骨軟骨腫**：非常に類似した良性骨腫瘍であるが，末節骨に発生することは稀（p100）．

▶▶▶ 撮影・読影の際，注意すること

1. 単純X線写真で診断可能である
2. 爪の変形，外傷の既往などを参考にするとよい

<参考文献>
・新門裕三，酒匂崇，梅津龍哉，他：爪下外骨腫の治療経験，整形外科と災害外科，40（1）：480-482，1991

第5章 腫瘍および腫瘍類似疾患

A. 骨腫瘍

07 転移性腫瘍・軟部悪性腫瘍からの骨浸潤
metastatic bone tumor/bone invasion from soft tissue tumor

頻度 ★☆☆

症例① 母趾悪性黒色腫の骨浸潤精査

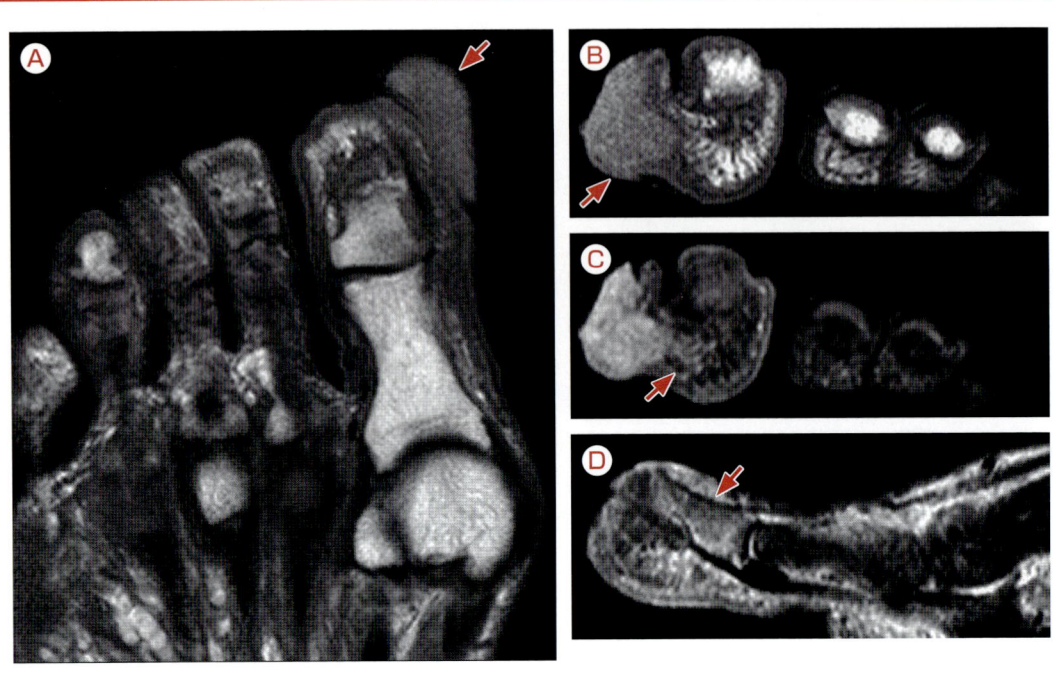

A) **単純MR T1強調横断像**：母趾末節骨のレベルの内側の皮膚にキノコ状の腫瘤があり，指摘されている悪性黒色腫である（→）．皮下脂肪織にも低信号域があり腫瘍浸潤がある．末節骨の関節面周囲の骨髄信号低下があり，直接浸潤もしくは変形性変化による骨髄浮腫を疑う
B) **T1強調冠状断像**：腫瘍が皮下脂肪織に大きく浸潤しているのがわかる（→）
C) **STIR冠状断像**：腫瘍は高信号を示している．足底部側の皮下脂肪織への浸潤が認められる（→）
D) **STIR矢状断像**：母趾末節骨の骨髄信号の広範な上昇を認め（→），腫瘍の骨浸潤を疑う所見である

■ 原因・病因

　足部・足趾への骨転移は稀であり，主に**肺癌**や**腎癌**，**乳癌**[1)2)]などで認められる．胃癌術後12年経過後の足趾転移（第2趾）の報告もある[3)]．腎癌の場合では足趾の軟部組織に転移するものと，骨と軟部組織の両方に転移するものとある．肺癌は手指への転移が多い．軟部腫瘍からの骨浸潤は，肉腫を除いて考えると**悪性黒色腫**からの骨浸潤が最も多い．足趾や足底部の皮膚は悪性黒色腫の好発部位である．

■ 症状

転移を認めている部位の疼痛・腫脹あり．骨浸潤の場合は皮膚面に腫瘤が形成されている．

■ 画像所見

単純X線写真では，転移性骨腫瘍，骨浸潤ともに溶骨性変化を来すものが多い[1)2)]．末節骨の膨張性変化および骨外進展を認める例が多い．骨浸潤の場合は，軟部腫瘍より連続した骨皮質の欠損像を認める．

MRIでは骨内に腫瘍形成を認める．T2強調像ではさまざまな信号，T1強調像では低信号，造影では増強効果を示す．

■ 鑑別疾患

足趾に出現する肉腫〔滑膜肉腫，類上皮肉腫（epithelioid sarcoma）〕など．

▶▶▶ 撮影・読影の際，注意すること

1 担癌患者で足趾の頑固な痛みを持つ場合は転移の可能性を考慮する

2 足部発生の悪性黒色腫の場合は局所浸潤性が高いため，骨への浸潤も常に考慮する必要がある

＜文　献＞
1) Perdonà, S., et al.: Renal cell carcinoma with solitary toe metastasis. Int J Urol, 12: 401-404, 2005
2) Carlesimo, B., et al.: Breast cancer metastasis is distal phalanx of the big toe. Case report. G Chir, 30: 487-489, 2009
3) Kakarala, G., et al.: Metastatic gastric adenocarcinoma mimicking osteomyelitis of second toe. Foot (Edinb), 18: 171-173, 2008

第5章　腫瘍および腫瘍類似疾患

頻度 ★★☆

A. 骨腫瘍

08 非骨化性線維腫
nonossifying fibroma : NOF

症例❶　13歳男子．無症状（偶然みつかる）

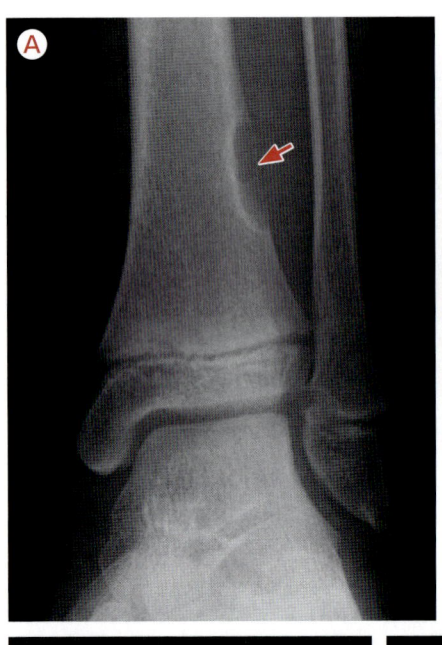

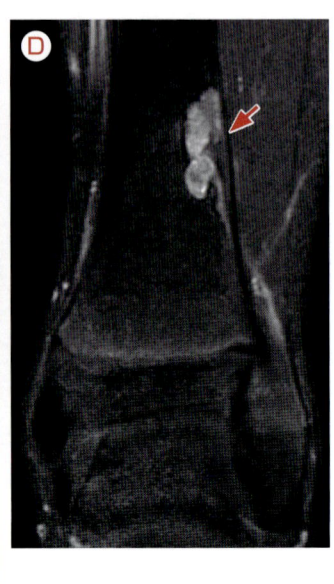

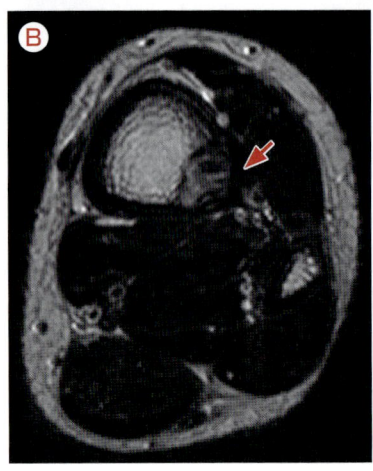

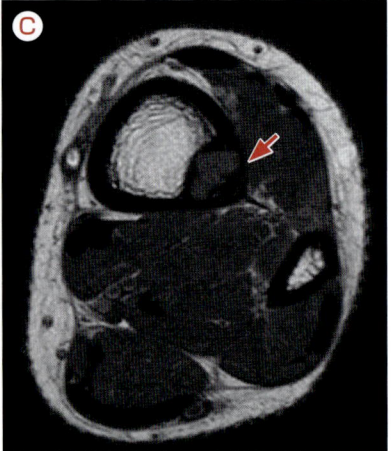

A) 単純X線写真正面像：脛骨遠位骨幹端から一部骨幹にかけて，楕円形の透亮像を認める（→）．偏心性で骨皮質内を主体として存在し膨張性の発育を示す．内部の隔壁ははっきりしない．基質の石灰化も認められない．患者の年齢，発生部位を考慮すると非骨化性線維腫を考える

B) T2強調横断像：病変はT2強調像では低信号と高信号が混在した像を示しており，骨皮質の菲薄化を呈している（→）

C) T1強調横断像：T1強調像では筋肉と同等の信号を示す（→）．骨髄浮腫を認めない

D) 造影後脂肪抑制T1強調冠状断像：造影で均一な増強効果を示す（→）．MRI上では特徴的な画像所見とはいえない

■ 病因・原因

　良性の骨腫瘍類似病変である．骨化の異常とされ，骨の一部が線維組織に弛緩されているものを指す．大腿骨，脛骨，腓骨といった下肢長幹骨に出現する．病変が骨皮質および骨髄内に及んでいると"非骨化性線維腫"，骨皮質内に限局しているものは"線維性皮質欠損"と名称が変わる．5～15歳ほどの小児から思春期に好発し男女比は1：1である．

■ 症状

　通常無症状であり，ほかの外傷や病気のときに偶然発見されることが多い．病変が大きい場合，病的骨折を発生させ気づかれることもある．

■ 画像所見

　単純X線写真がもっとも診断に適している．大腿骨や脛骨，腓骨といった長幹骨の骨幹端から骨幹にかけて偏心性で膨張性の発育を示す透亮像として認められる．発見時，患者の年齢が高い場合では病変部の硬化性変化や，病変がより骨幹側に存在している．

　MRIでは特徴的な所見というものはない．T2強調像で高信号から低信号の混在した信号，T1強調像では筋肉と同等の信号，STIR像や脂肪抑制T2強調像では高信号を示す．造影にて増強効果を示す．病的骨折を伴っていれば骨髄浮腫を呈する．

■ 鑑別疾患

　病変が大きい場合では内軟骨腫（p106）が鑑別に挙がるが，基質の石灰化がないことや骨硬化縁が目立つこと，偏心性で骨皮質に限局していることなどが異なる．線維性骨異形成（fibrous dysplasia）は完全に否定しえない病変ではあるが，患者の年齢や分布などで総合的に鑑別がつくとは思われる．

▶▶▶ 撮影・読影の際，注意すること

1. 単純X線写真で診断すること．単純写真を見ずに最初にMRIで診断しようとするとかえって間違える

2. 画像診断で治療方針が決まることを留意すること．病的骨折を合併しない限り，特別な治療は必要ない

3. 時間が経過すると，骨透亮像として認められていた病変は骨の成長とともに骨幹側へ移動しなおかつ病変の硬化が進行してくる．稀に成人の骨で骨幹部骨皮質の妙な肥厚などがある場合は，おそらく非骨化性線維腫の名残と思われる

第5章 腫瘍および腫瘍類似疾患

頻度 ★★★

B. 軟骨腫瘍

01 ガングリオン，粉瘤
ganglion, atheloma

症例❶ 40代女性．小趾の腫脹あり〔ガングリオン〕

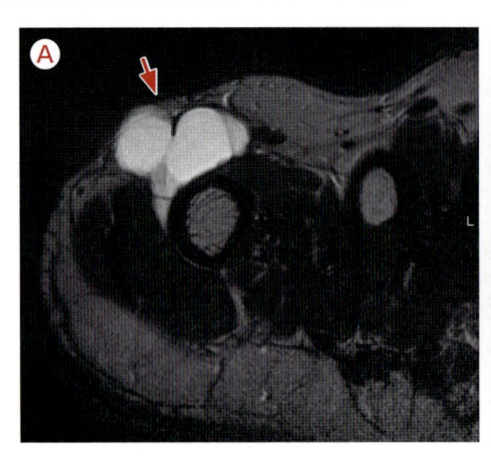

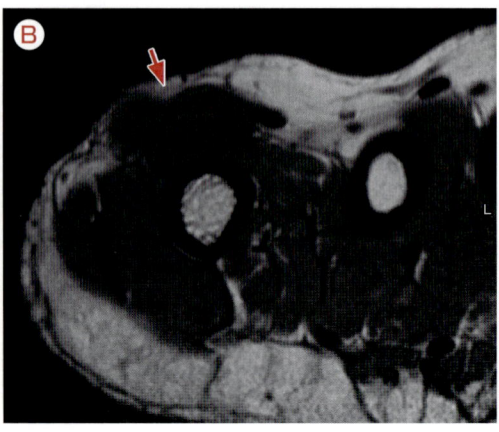

A) **T2強調冠状断像**：多房性の囊胞性腫瘤が小趾背側を取り囲むように存在している（→）．内部に隔壁はあるが，充実性成分は認められない．骨皮質と腫瘤が接触しているが骨皮質の変化はない

B) **T1強調冠状断像**：腫瘤は均一な低信号を示している（→）．出血などはない．内部の脂肪織の信号変化には乏しい．T2強調像の信号と合わせるとガングリオンに矛盾がない

症例❷ 50代女性．足関節外後方の腫脹と腫瘤をふれる〔ガングリオン〕

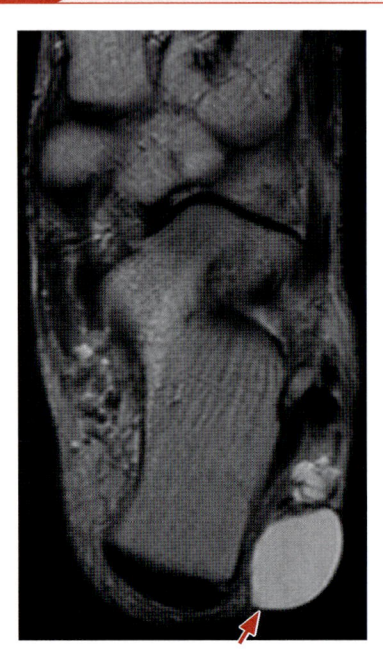

T2強調横断像：踵骨の外側に囊胞性腫瘤が認められる（→）．腓骨筋腱側へ小さな腫瘤が集簇しているのがわかる．ガングリオンである

01 ガングリオン，粉瘤

症例❸ 足背部の腫脹と痛みあり〔粉瘤〕

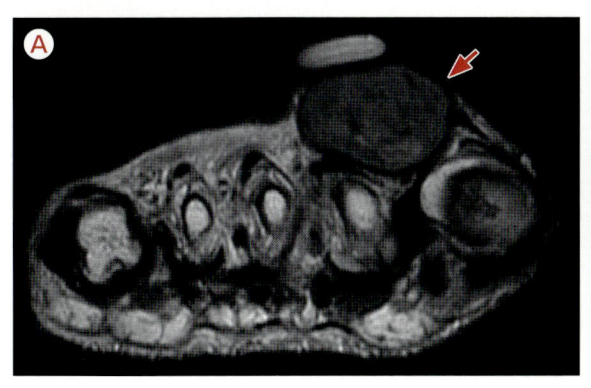

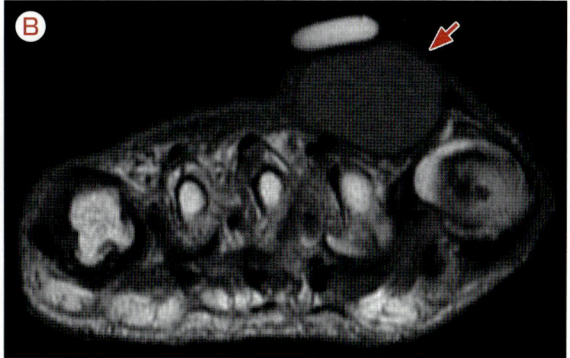

A) **T2強調冠状断像**：足背皮下脂肪組織内に楕円形の腫瘤像が認められる（→）．内部は不均一な低信号を来し，点状の無信号域も伴う．信号を考慮すると粉瘤が考えられる
B) **T1強調冠状断像**：筋肉と同等の低信号を来している（→）．腱や骨への直接浸潤はみられない

症例❹ 70代男性．足底部の痛みと腫脹あり〔粉瘤〕

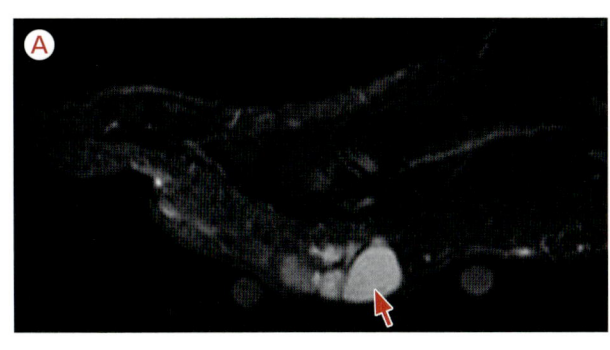

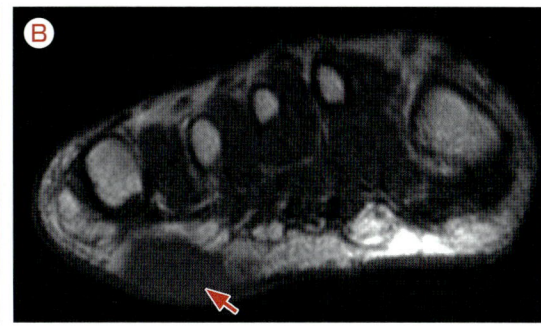

A) **STIR強調矢状断像**：足底部皮下脂肪組織内に多房性の囊胞性腫瘤を認める（→）．壁は薄く，周囲の脂肪組織に浮腫性変化はみられない
B) **T1強調冠状断像**：均一な低信号を示している（→）．ガングリオンに類似しているが，手術および病理検査で破裂を伴う粉瘤と診断された

■ 原因・病因

1）ガングリオン

　　　　ガングリオンは良性囊胞性腫瘍である．**腱や関節包に覆いかぶさるように存在**することが多い．**60～70％で手背に発生**する．ガングリオンは通常，**濃度や信号の均一な液体を伴う**．大きさはさまざまであり，発見時小さなものであっても徐々に大きくなってくる．発生した部位の関節を頻繁に動かす人に多いとの報告と，関節運動はガングリオンの発生に関係がないという説とがある．**70％は20～40歳代で，特に女性に多く**みられる．10歳以下の小児には稀とされる．関節包や腱鞘の微細な損傷から，小さな袋状の間隙ができ上がり，そこに内圧がかかることで一方通行の液体の流れが発生

第5章　腫瘍および腫瘍類似疾患

し，ガングリオンが形成されるといわれている．しかしながら，骨内や関節包や腱鞘がない部位にも発生するため，よくわからないのが現状である．

2）粉瘤

粉瘤は皮膚の下に袋状の構造物ができ，本来皮膚から剥げ落ちるはずの角質と皮脂が袋の中にたまってしまってできたものである．**表皮嚢腫**とも呼ばれる．内部の蓄積物に感染が合併すると痛みや腫脹，発赤といった炎症所見が認められるようになる．開口部があり膿状の内容物が排泄される．破裂することもある．

■ 症状

ガングリオンにおいては，基本的に疼痛はなく患部の腫脹のみである．近傍に神経が走行している場合では，**神経の圧迫症状**を来すこともあり注意が必要である．

粉瘤では患部の腫脹を認め，**感染を伴っている場合は，強い疼痛や腫脹，発赤**などを伴う．

■ 画像所見

ガングリオンはMRIで**多房性の嚢胞性腫瘤**として認められる（症例❶❷）．内部は均一であり，壁在結節などはみられない．

粉瘤は内部の貯留物に応じて信号は多彩である（症例❸❹）．石灰化している場合ではMRIで無信号を来す領域も存在する．

■ 鑑別疾患

- **滑液包炎**：腱や骨の近傍に存在するためガングリオンと間違えやすい．厚い壁を伴うことが多く，周囲に浮腫性変化を来していることがある．また多房性のガングリオンに対し，滑液包炎は**単房性**である（p85）．
- **血管平滑筋腫**：皮下脂肪組織内に存在している円形の腫瘤である．T2強調像での信号が低く，血管成分や平滑筋成分の混在であるため，粉瘤と類似した信号を呈する．多少の疼痛はあるものの，**炎症性変化を疑うような皮膚の変化はない**（p123）．

▶▶▶ 撮影・読影の際，注意すること

1 ガングリオンと滑液包炎はともに腱や骨の近傍に出現するため鑑別が困難な場合がある．多房性か単房性か，壁の厚さ，周囲の浮腫性変化の有無など総合的に判断する

2 ガングリオンは骨や筋肉内，関節内靱帯[1]や皮下脂肪組織内といった領域にも認められる．まずはガングリオンを「疑う」ことが必要

3 粉瘤は信号変化が多彩なため，臨床情報が不可欠である

＜文　献＞
1) Lee C. Y., et al.: Ganglion cyst of the cruciate ligament with atlantoaxial subluxation. Acta Neurochir (Wien), 155: 1917-1921, 2013

第5章　腫瘍および腫瘍類似疾患

頻度 ★★☆

B. 軟骨腫瘍

02 血管腫
hemangioma

症例❶　20代女性．足底部の腫脹とやわらかい腫瘤をふれる

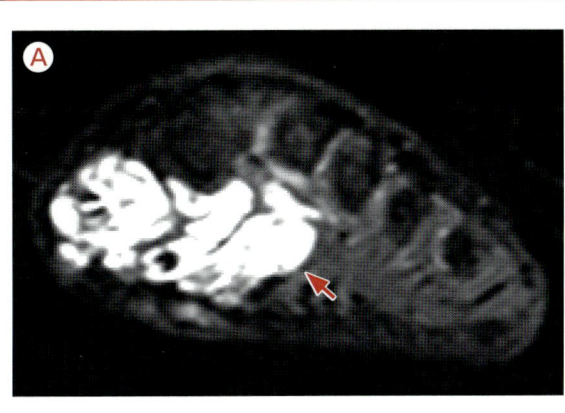

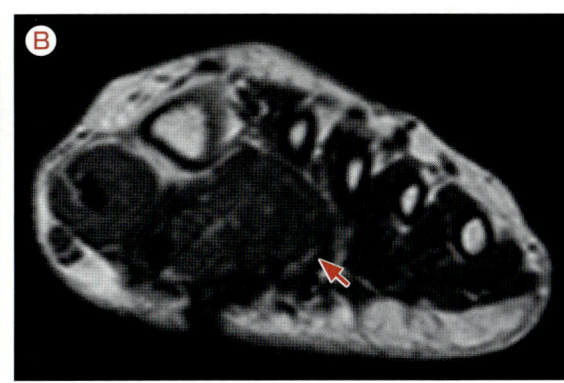

A）**STIR冠状断像**：足底部の筋肉内および筋間に境界明瞭な高信号腫瘤を認める（→）
B）**T1強調冠状断像**：腫瘤は筋肉と等信号を呈している．足底部の腱を取り囲むように存在している（→）．一部は皮下脂肪織内にも認められる．血管腫を疑う所見である

■ 原因・病因

　血管腫（血管奇形も含む）は，皮膚血管の拡張や増殖による表在型の変化と，皮下および深部臓器といった深部の血管が変化して異常な塊状の構造物になるものとに体別できる．さらに異常増殖した血管の大きさや流れの速さなどで毛細血管奇形，静脈奇形，動静脈奇形，動脈と静脈の混合型奇形に分類される．筋肉や筋間といった**軟部組織にみられる血管腫は主に静脈奇形（いわゆる海綿状血管腫）が多い**．病理学的に，（血管）平滑筋成分の他に脂肪，血栓，ヘモジデリン，線維成分など，多彩な組織構造物を伴う[1)2)]．血管平滑筋が単層化し収縮性がなくなり，異常拡張した静脈腔に血液が貯留して，独特の血管腫としての形態をつくり出すとされる．血液の貯留量により大きさや形が異なることがある．足部にできる血管腫は表在型のもの，深部に存在するもの，両方に存在するものとさまざまである．

■ 症状

　無症状のものから，だるさや鈍い痛みを持つ場合もあり．足部の血管腫の場合はやわらかな腫瘤をふれることで発見される．

■ 画像所見

　単純X線写真では円形の石灰化を認める場合がある．これは静脈石と呼ばれるもの

> **症例❷** 40代男性．足底部に赤紫色の皮膚の変化と腫脹あり

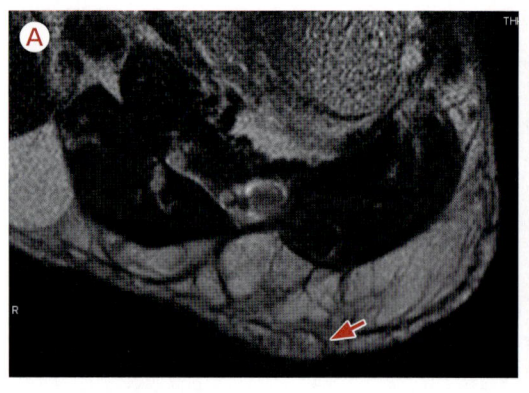

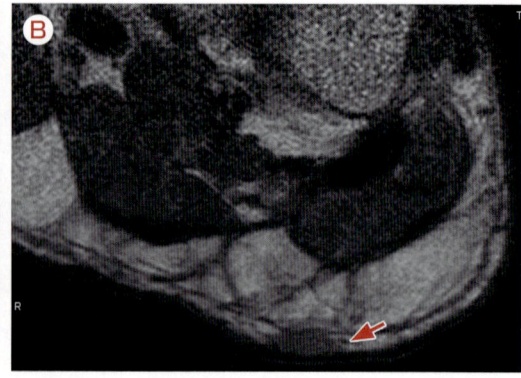

A) **T2強調冠状断像**：皮下脂肪織内に脂肪とあまり信号の変わらない高信号腫瘤を認める（→）．T2強調像では同定しにくい

B) **T1強調冠状断像**：腫瘤は楕円形の低信号領域として認められる（→）．信号強度，形状に特異性はあまりないが，血管腫が疑われる

で，約50％に認められる．

MRIではSTIRや脂肪抑制T2強調像で強い高信号を示す境界明瞭な分葉状腫瘤として同定できる．内部に静脈石を反映して円形の無信号域を認めることもある．T1強調像では筋肉と同等の信号を示すが，脂肪成分が多いと高信号領域も伴う．大きいものは筋肉内・外に存在し浸潤性腫瘤としての形態を示す．

■ 鑑別疾患

T2強調像で高信号を来す軟部腫瘤が鑑別に挙がる．静脈石の存在や分葉状の形態より鑑別は容易である．

▶▶▶ 撮影・読影の際，注意すること

1. 静脈石があればほぼ血管腫で矛盾がない
2. 特に症状がなく偶然みつかることも少なくない
3. 血管腫の大きさによっては筋肉の委縮を呈することもある

<文　献>
1) Woertler, K.: Soft tissue masses in the foot and ankle: characteristics on MR Imaging. Semin Musculoskelet Radiol, 9: 227-242, 2005
2) Llauger, J., et al.: MR imaging of benign soft-tissue masses of the foot and ankle. Radiographics, 18: 1481-1498, 1998

第5章 腫瘍および腫瘍類似疾患

B. 軟骨腫瘍

03 血管平滑筋腫，グロームス腫瘍
angioleiomyoma, glomus tumor

症例❶ 40代女性．アキレス腱近傍に腫瘤をふれる〔血管平滑筋腫〕

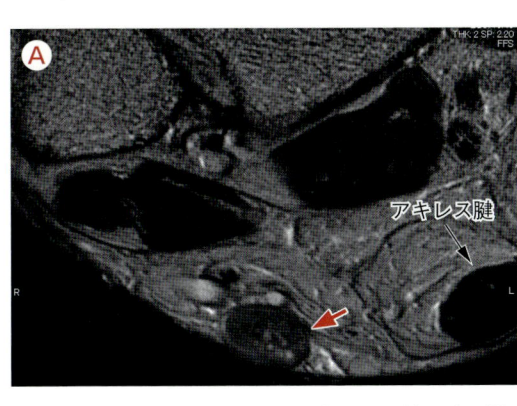

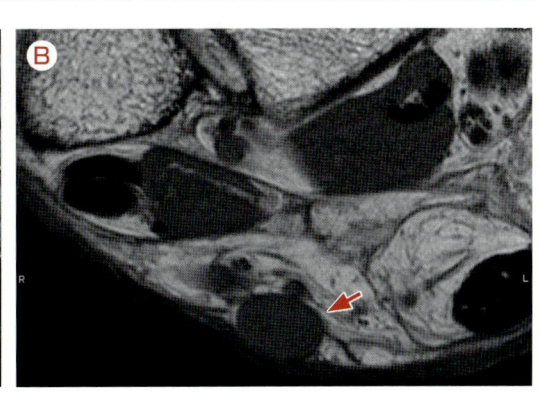

A) **T2強調横断像**：アキレス腱のやや外側皮下脂肪織内に円形で境界明瞭な腫瘤を認める．大部分が筋肉よりやや高い低信号であり一部円形の高信号域を伴っている（→）
B) **T1強調横断像**：腫瘤は筋肉と等信号を示す（→）．周囲の脂肪組織に変化はない．摘出後，血管平滑筋腫と診断

症例❷ 足背部に腫瘤をふれ疼痛あり〔血管平滑筋腫〕

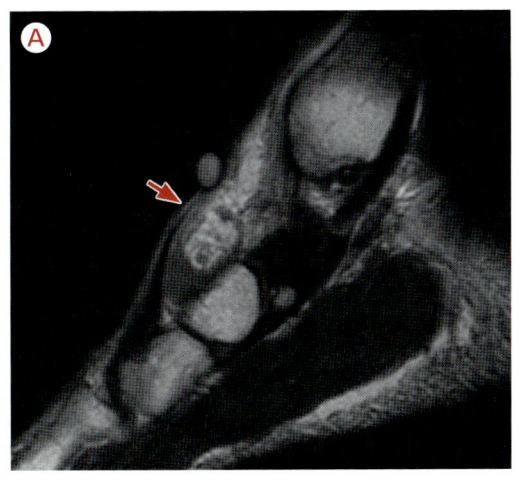

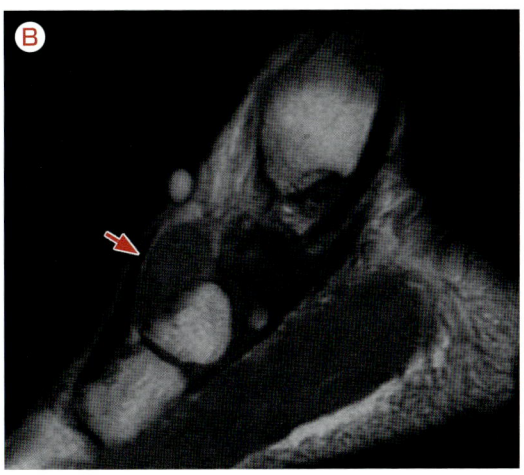

A) **T2強調矢状断像**：足背部皮下脂肪織内に楕円形の腫瘤を認める（→）．内部の信号が不均一で腫瘤の1/3は低信号，他は低信号の混在した高信号を示す
B) **T1強調矢状断像**：T1強調像では筋肉と同等の信号を示すが，T2強調像で高信号を示していた部位の一部は高信号を呈しており脂肪を含んでいるように見える（→）．摘出後，血管平滑筋腫と診断

> **参考❶** 20代女性〔母指グロームス腫瘍〕

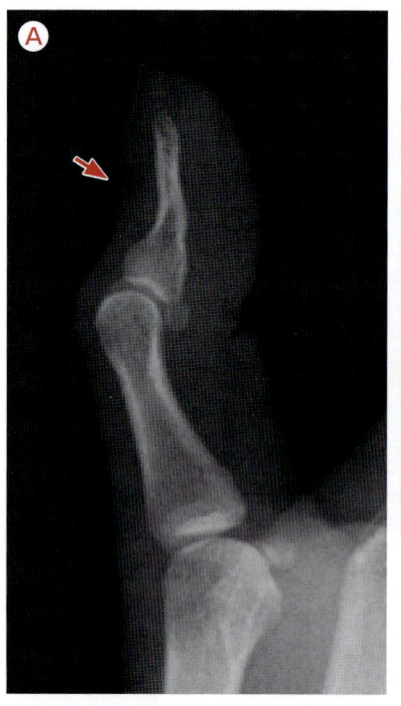

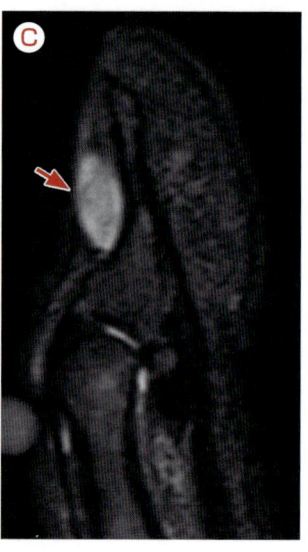

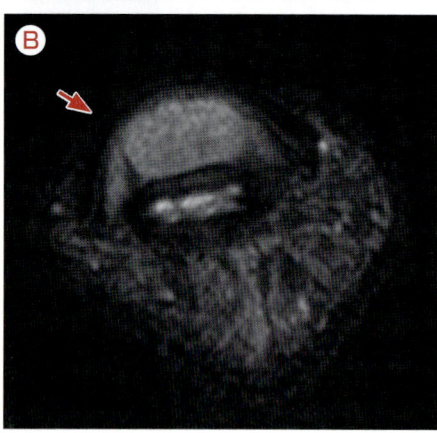

A）単純X線写真側面像：末節骨の骨皮質の皿状の変形が認められる（→）

B）T2強調横断像：爪下に楕円形の高信号腫瘤を認める（→）．腫瘤の境界は明瞭で爪の菲薄化を伴う

C）STIR矢状断像：末節骨の上方に沿うように楕円形腫瘤が認められる．骨と接触しており，腫瘤による末節骨の変形であったとわかる（→）．末節骨の骨髄浮腫はない

■ 原因・病因

1）血管平滑筋腫

　　血管平滑筋由来の良性軟部腫瘍である．40〜60代の女性に多く，比較的固い皮下結節として認められる．下肢に多いが，頸部や上肢，手指などにも認められる．通常は単発で存在する．

2）グロームス腫瘍

　　末梢血管の血流調節をつかさどるglomus cutaneumの腫瘍増殖である．成人以降に発症し，爪床にみられる．もっぱら手指であるが，非常に稀ながら足趾にも出現する．筋肉内など，深部発生のグロームス腫瘍の報告も認められるが[1]，深部発生の場合でな

おかつ多発例では悪性化しやすいとされる．

■ 症状

血管平滑筋腫は軽度の圧痛のみである．

グロームス腫瘍は爪の変形や爪を介して青色に透見できることが多い（blue spot）．冷水に指をつける，指を押さえると痛みを自覚する．

■ 画像所見

血管平滑筋腫の場合では，MRIのT1強調像で筋肉と等信号，T2強調像で低信号からやや高信号まで多彩な信号を来す（ 症例❶❷ ）．これは病理学的に腫瘍内部の石灰化や粘液変性，線維化といった多彩な構造物を伴うためと思われる．

グロームス腫瘍ではT2強調像やSTIR像で境界明瞭で均一な高信号として認められる（ 参考❶ ）．隔壁などはない．造影で増強効果を認める．**骨髄浮腫を伴うことはない**．

■ 鑑別疾患

粉瘤（p119）はT2強調像で血管平滑筋腫同様に多彩な信号を来すため間違えやすい．グロームス腫瘍は独特の症状と部位のため，あまり診断に迷うことはないが，足趾周囲に発生したガングリオンなどは所見が類似している（p118）．

▶▶▶ 撮影・読影の際，注意すること

1 T2強調像で信号の低い結節をみたら，血管平滑筋腫を考慮する（信号強度は多彩ではあるが，たいてい低めである）

2 グロームス腫瘍は骨髄浮腫を来すことはないとされる

<参考文献>
- Woertler, K.: Soft tissue masses in the foot and ankle: characteristics on MR Imaging. Semin Musculoskelet Radiol, 9: 227-242, 2005
- Llauger, J., et al.: MR imaging of benign soft-tissue masses of the foot and ankle. Radiographics, 18: 1481-1498, 1998

第5章 腫瘍および腫瘍類似疾患

B. 軟骨腫瘍

04 神経鞘腫，神経線維腫，悪性神経鞘腫
schwannoma, neurofibroma, malignant nerve sheath tumor

頻度 ★★★

症例 ❶ 20代女性〔神経鞘腫〕

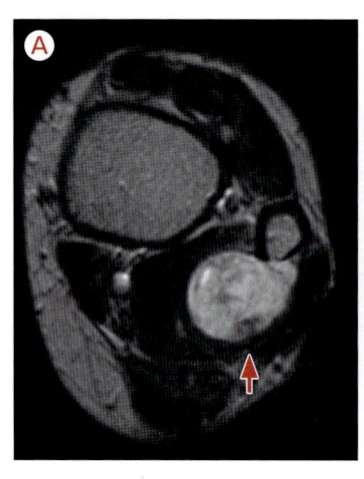

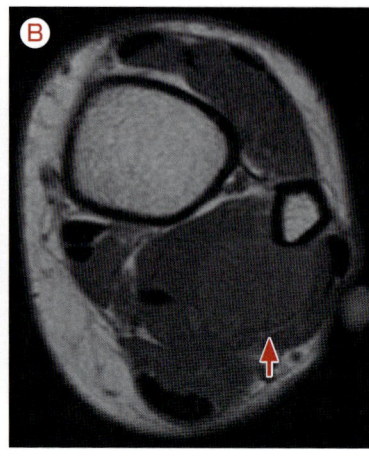

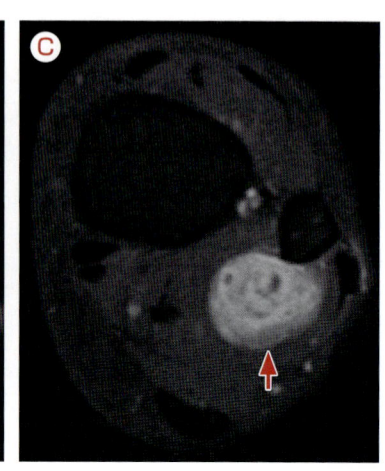

A) **T2強調横断像**：腓骨の背側で腓腹筋に一致して円形の腫瘤像を認める（→）．内部に不整形の低信号域が混在している
B) **T1強調横断像**：腫瘤は周囲の筋肉と等信号から若干の高信号を示す（→）
C) **造影後脂肪抑制T1強調横断像**：腫瘤は若干不均一ながらの増強効果を認める（→）

■ 原因・病因

1) **神経鞘腫**

良性神経原性腫瘍であり，末梢神経の構成細胞である**シュワン細胞の腫瘍**性増殖である．このため神経の走行に一致して出現する．

2) **神経線維腫**

良性神経原性腫瘍であり，シュワン細胞や神経周膜細胞や線維芽細胞に類似した細胞が混在して腫瘍増殖したものである．多発することもあり，その場合は**神経線維腫症Ⅰ型**（von Recklinghausen disease, neurofibromatosis type1）のことが多い．

3) **悪性神経鞘腫**

50％は**神経線維腫症Ⅰ型の神経線維腫の悪性転化**（**蔓状神経線維腫由来**のことが多い），残り50％は基礎疾患なく出現する．神経線維腫のⅠ型の場合では，悪性神経鞘腫の発症は平均29歳，それ以外は平均40歳である．

04 神経鞘腫，神経線維腫，悪性神経鞘腫

症例❷ 神経鞘腫

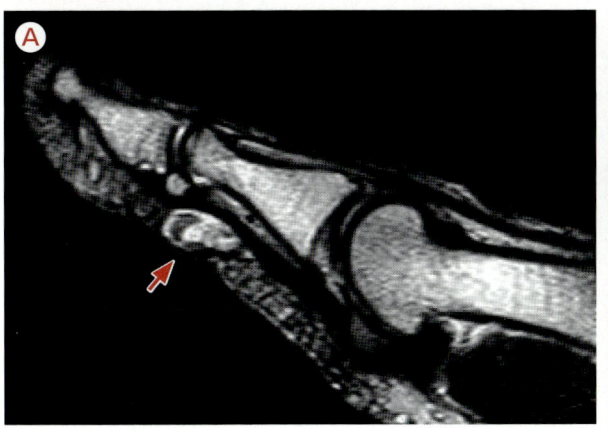

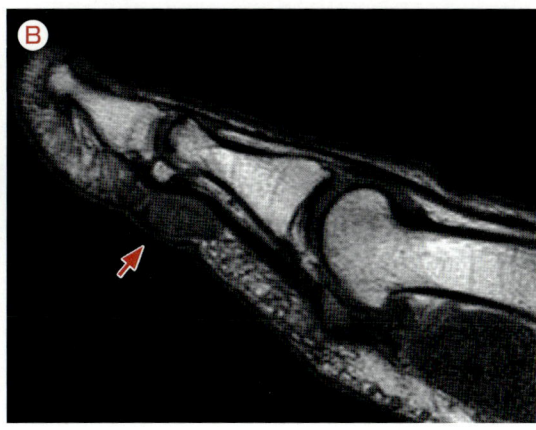

A) **T2強調矢状断像**：母趾IP関節の近傍の皮下脂肪組織に楕円形の腫瘤を認める（→）．内部に不均一な低信号域を伴う
B) **T1強調矢状断像**：腫瘤は筋肉と等信号を示す（→）

症例❸ びまん性神経線維腫

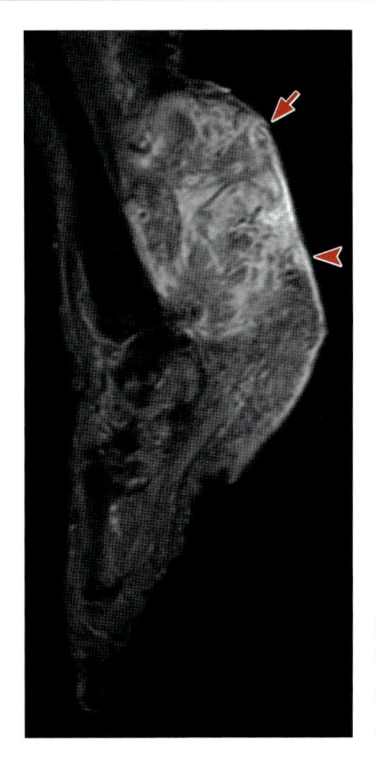

STIR矢状断像：脛骨下部から足関節レベルの背側の皮下脂肪組織に境界不明瞭の腫瘤を認める（→）．筋肉組織と皮下脂肪組織が交錯しており，腫瘍内部に拡張・蛇行した血管を伴う．皮膚の肥厚も認められる（▶）

第5章 腫瘍および腫瘍類似疾患

症例❹ 悪性神経鞘腫

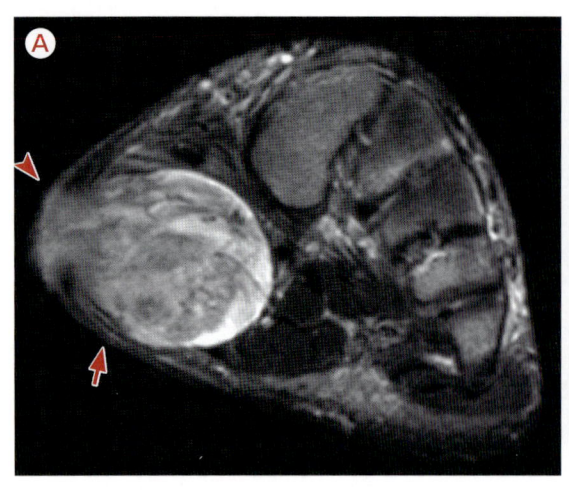

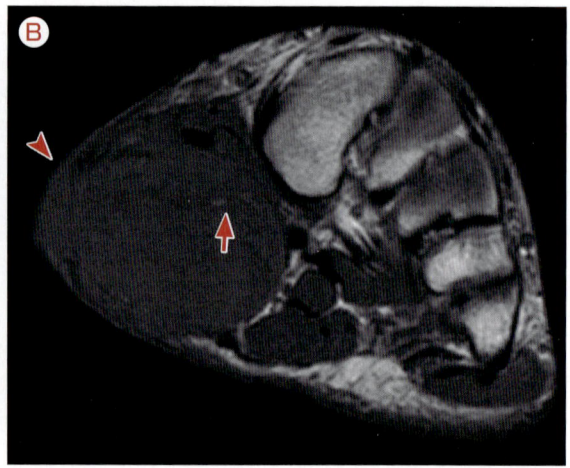

A) **T2強調冠状断像**：足底部内側に楕円形腫瘤を認める（→）．内側で腫瘍の辺縁が不明瞭になっており，皮下脂肪組織への浸潤を伴う（▶）．悪性を疑う所見である
B) **T1強調冠状断像**：腫瘍の内部に小さな高信号域を認め（→）出血と思われる．皮下脂肪組織への進展，出血の存在などは悪性を示唆する

■ 症状

1）神経鞘腫

腫瘍に刺激を与えると**腫瘍の発生している神経に沿ってしびれや痛み**を伴う〔ティネル徴候（Tinel sign）〕．

2）孤立性の神経線維腫

腫瘤を触知できるほかに特に症状を伴わないことも少なくない．神経線維腫症Ⅰ型の場合では，**神経線維腫が皮膚に多発**するのが特徴である．

3）悪性神経鞘腫

頑固な痛み，腫瘍の急激な腫大や脱神経症状がある．

■ 画像所見

1）神経鞘腫

神経の走行に沿って存在する楕円形から円形の腫瘍である（症例❶❷）．内部の信号がT2強調像で高信号と低信号の混在を示すことが多いが，これは腫瘍の細胞成分が密な部分Antoni Aと疎な部分Antoni Bがあるためである．その他に拡張した血管や血管壁の硝子化，出血や古い出血を意味するヘモジデリン沈着などもMRIの信号変化に関与する．target signはSTIR像などで同心円状に見える所見を指すが，特異性は少なく，神経線維腫でも認める場合がある．

2）神経線維腫

皮膚や皮下脂肪織といった領域にも存在し，なおかつ神経鞘腫と同様に細胞成分の多彩さや変性を反映しT2強調像で高信号と低信号の混在を認める．

3）悪性神経鞘腫

神経線維腫と同様の信号を示すが，出血傾向，周囲の組織への浸潤傾向があり，腫瘍の辺縁が不明瞭の部分も認められる．

■ 鑑別疾患

皮下脂肪組織に存在する腫瘍で粉瘤（p119），血管平滑筋腫（p123）など．時に血腫なども鑑別に挙がる．

▶▶▶ 撮影・読影の際，注意すること

1 あまり診断に困ることはないと思われる

2 神経の走行を把握すると神経鞘腫の診断は容易になる

3 悪性神経鞘腫と神経線維腫の鑑別は，MRIで腫瘍の辺縁が不鮮明である，腫瘍内部での分葉化，T1強調像での高信号域の出現，不均一な増強効果があるとき，悪性神経鞘腫の可能性が高い

＜参考文献＞
- Mautner, V. F., et al.: Malignant peripheral nerve sheath tumours in neurofibromatosis type 1: MRI supports the diagnosis of malignant plexiform neurofibroma. Neuroradiology, 45: 618–625, 2003
- 重盛千香，他：胃転移を来した悪性神経鞘腫の1例．日消外会誌，32: 2000–2004, 1999
- Matsumine, A., et al.: Differentiation between neurofibromas and malignant peripheral nerve sheath tumors in neurofibromatosis 1 evaluated by MRI. J Cancer Res Clin Oncol, 135: 891–900, 2009

第5章 腫瘍および腫瘍類似疾患

B. 軟骨腫瘍

05 足底線維腫
plantar fibromatosis

頻度 ★★★

症例 ❶ 63歳男性．足底部の腫瘤を自覚

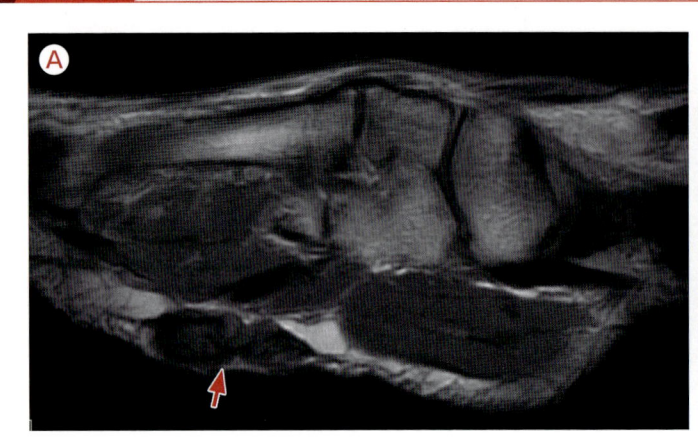

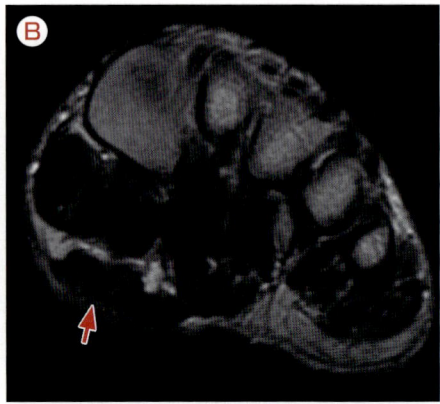

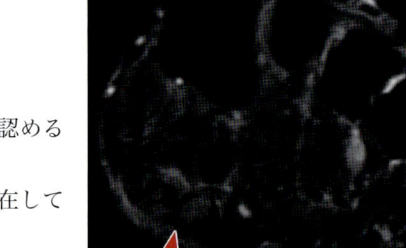

A）T1強調矢状断像：足底部に筋肉の等信号を示す腫瘤を認める（→）．境界は明瞭である
B）T2強調冠状断像：結節状の腫瘤は足底筋膜の内部に存在している（→）．足底筋膜の肥厚も認められる
C）STIR冠状断像：腫瘤は淡い高信号として認められる（→）．周囲の脂肪織や筋肉の浮腫性変化は認められない

■ 原因・病因

　足底筋膜に出現する良性の線維性腫瘍である．足をつく動作が頻回な場合，同部位への感染などで出現するとされるが，はっきりとした原因は不明である．足底筋膜の内側，ちょうど土踏まずのあたりに認められることが多いが，踵骨付着部側にも出現することもある．

■ 症状

　腫瘤を外からふれることができる．歩行時に腫瘤が圧迫され足部深部へ入り込むため違和感や痛みを自覚する．腫瘤が踵部にあるものは歩行時に踵の痛みがある．

05 足底線維腫

症例❷　49歳男性．足底部の痛みと腫瘤を自覚

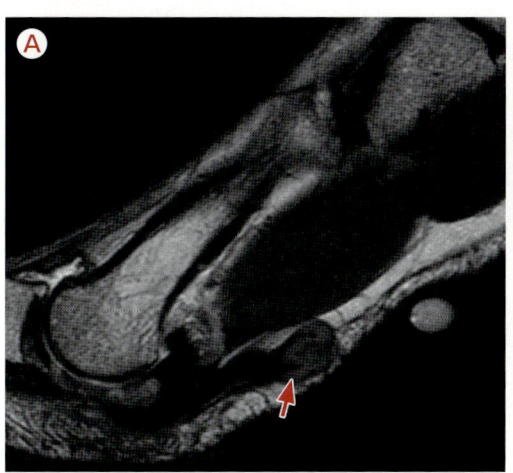

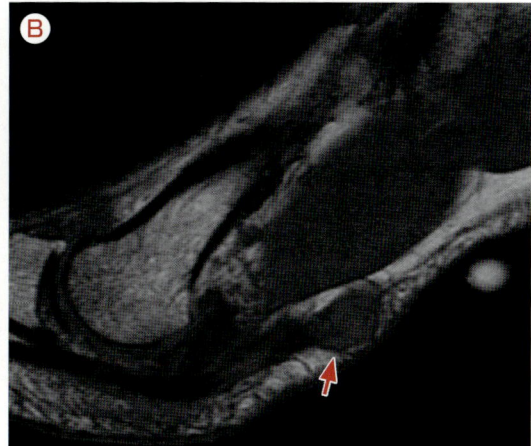

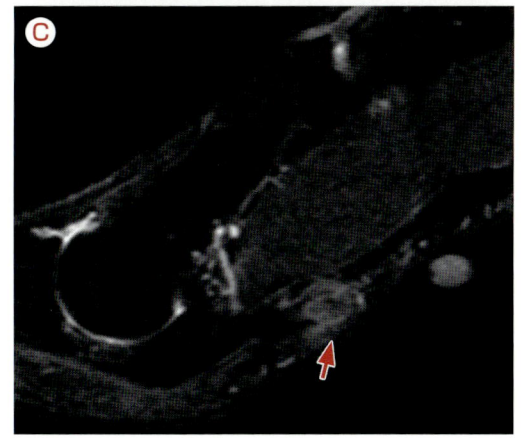

A) **T2強調矢状断像**：足底筋膜に一致して円形の結節を認める（→）．内部に低信号領域を伴う

B) **T1強調矢状断像**：腫瘤は筋肉と等信号を示す（→）

C) **STIR矢状断像**：腫瘤はSTIR像では高信号を示す（→）．周囲の皮下脂肪組織のわずかな信号上昇を認め浮腫を伴っている

■ 画像所見

T1, T2強調像でともに筋肉と等信号を示す円形腫瘤として認められる．分葉状で足底腱膜に沿って連続したこぶ状に認められることもある．STIRや脂肪抑制T2強調像で高信号を示す．造影MRIでは増強効果がある．大きいものは圧迫などによって周囲の脂肪組織の反応性の浮腫性変化を来す．石灰化や出血はないとされる．

■ 鑑別疾患

歩行時の痛みなどで足底筋膜炎との鑑別が必要になる（p54）．足底線維腫の方が足趾側に多いことや腫瘤がふれることなどで，鑑別可能である．

▶▶▶ 撮影・読影の際，注意すること

1 足底部の内側（土踏まずのあたり）に腫瘤が存在する場合は足底線維腫を疑う．たいていは2〜3cmほどの大きさである

2 MRIで足底筋膜に一致した腫瘤が確認できれば診断は容易である

＜参考文献＞
・Llauger, J., et al.: MR imaging of benign soft-tissue masses of the foot and ankle. Radiographics, 18: 1481-1498, 1998
・Woerthler, K.: Soft tissue masses in the foot ankle: characteristics on MR imaging. Semin Musculoskeletal Radiol, 9: 227-242, 2005

第5章 腫瘍および腫瘍類似疾患　　B. 軟骨腫瘍

06 モートン神経腫
Morton's neuroma

頻度 ★★★

症例❶　7歳女児．足趾のしびれ

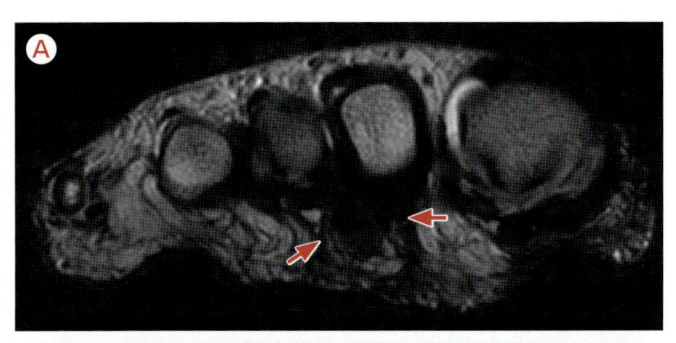

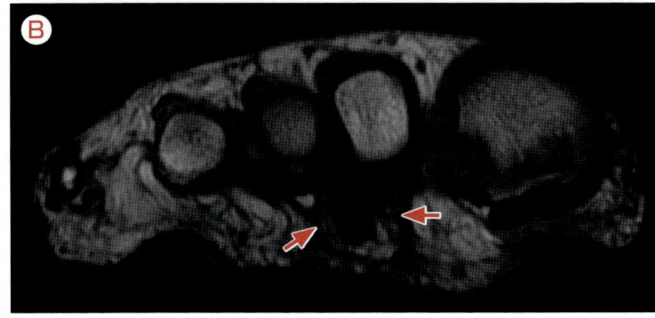

A）T2強調冠状断像：MTP関節レベルの第2～3趾間に足底部側に伸びる低信号の軟部腫瘤を認める（→）

B）T1強調冠状断像：腫瘤と第2趾の屈筋腱との連続性は認められない（→）．周囲の脂肪組織にも索状の低信号域を伴っており，非特異的な炎症後の線維化のようにみえる

■ 原因・病因

　　趾間神経の絞扼性障害によって発生する．内側足底神経と外側足底神経の吻合部はMTP関節レベルに存在し解剖学的に脆弱とされる．さらにこれらの神経が中足骨間を連結する靱帯（深横中足靱帯）のすぐ足底部を通過することにより，この靱帯と地面の間で神経圧迫を受けて圧迫部の近傍に仮性神経腫が出現する（図1）．**第3～4趾間に多く，第2～3趾間にも発生する．つま先立ちをする格好が長時間続くと起こりやすい．**槌趾変形（マレット指）がある場合にも同様な姿勢で生じやすくなる．**中年女性に多い．**

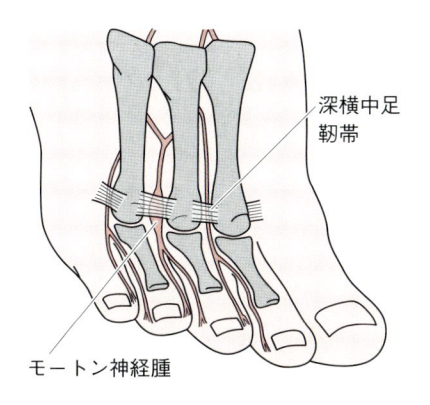

図1　モートン神経腫

深横中足靱帯

モートン神経腫

症例❷　30代男性．安全靴使用

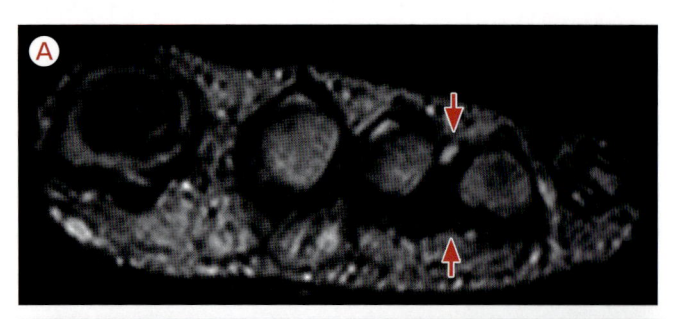

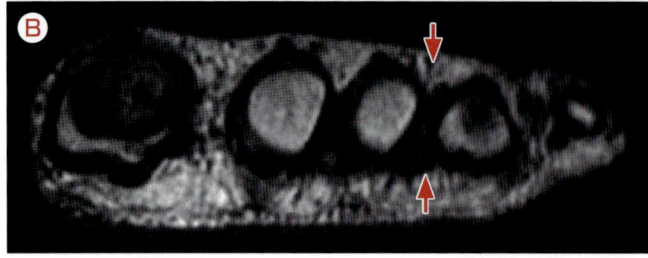

A）**T2強調冠状断像**：MTP関節レベルの第3〜4趾間に介在する低信号腫瘤を認める（→）

B）**T1強調冠状断像**：T1強調像でも低信号を来している．足底部側への進展は認められず，比較的限局しているようにみえる

■ 症状

第3〜4足趾間もしくは第2〜3足趾間のしびれ，疼痛，灼熱痛を認める．前足部足底の小さな有痛性の腫瘤を自覚することもある．**Tinel sign**（ティネル徴候）**は陽性**．

■ 画像所見

MRIで**MTP関節のやや近位側に楕円形〜円形の腫瘤**として同定できる．T1, T2強調像でともに**低信号**を示す．**周囲の脂肪組織の炎症性変化や線維化**を認める．骨髄浮腫や屈筋腱の障害は認められない．

■ 鑑別疾患

臨床症状からはフライバーグ（Freiberg）病（p166），リウマチ結節は鑑別に挙がるが，単純X線写真およびMRIで鑑別は容易である．

▶▶▶ 撮影・読影の際，注意すること

1 **MTP関節中心**に撮影すること．MTP関節の遠位部と近位部では近位部を多めに撮影範囲に含めると腫瘤が大きくても欠けてしまうことがない

2 **靴の影響**が大きい．女性ならハイヒール，男性なら安全靴といった靴を履いていることが多い

<参考文献>
- Jain, S. & Mannan, K.: The diagnosis and management of Morton's neuroma: a literature review. Foot Ankle Spec, 6: 307-317, 2013
- Chaganti, S., et al.: Rheumatoid nodule presenting as Morton's neuroma. J Orthop Traumatol, 14: 219-222, 2013

第5章 腫瘍および腫瘍類似疾患

B. 軟骨腫瘍

07 色素性絨毛性結節性滑膜炎
pigmented villonodular synovitis: PVNS

頻度 ★★☆

症例❶ 18歳男性．足がつまった感じがして動きにくい

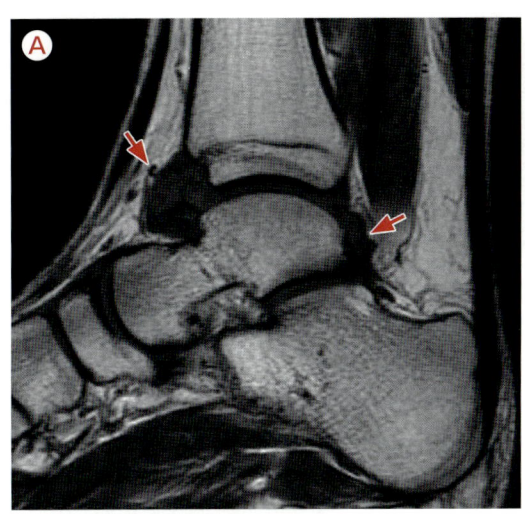

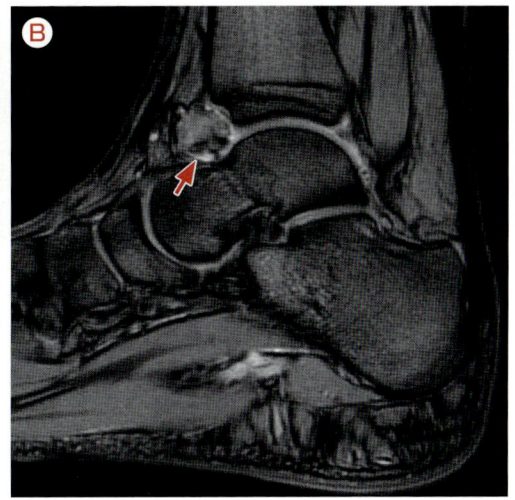

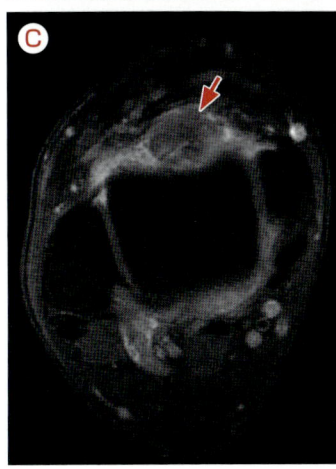

A）**T1強調矢状断像**：脛骨遠位端前縁部から距骨頸部にかけて低信号を示す腫瘤を認める．距骨後方突起の周囲にも認められ，関節内に広く存在していることが疑われる（→）

B）**T2*強調矢状断像**：腫瘤内部は無信号を示す低信号域を認め（→），出血によるヘモジデリン沈着が示唆される（単純X線写真上では石灰化は認められなかった）

C）**造影後脂肪抑制T1強調横断像**：腫瘤は軽度造影効果を示す（→）．むしろ周囲の滑膜の肥厚と造影効果が強い．ヘモジデリンの存在や滑膜の肥厚・造影効果よりびまん型のPVNSを疑う

■ 原因・病因

滑膜組織の絨毛状・結節状の増殖性変化であり，**出血およびヘモジデリンの沈着**を伴う．原因は不明である．滑膜関節のほか，滑膜組織で構成される腱鞘や滑液包も侵される．大きく分けて，**びまん型と限局型に分類**される．びまん型は滑膜のびまん性の肥厚と結節を認め，膝関節や股関節といった大関節に多い．限局型は腫瘤を形成するもので，関節外に出現するもの（手関節・指節関節に多い），関節内に出現するもの（足関節に多い）に分けられる．**単関節炎**の形をとり，**若年成人に多い**．

> **症例❷** 37歳男性．足の背側の腫脹と痛みあり

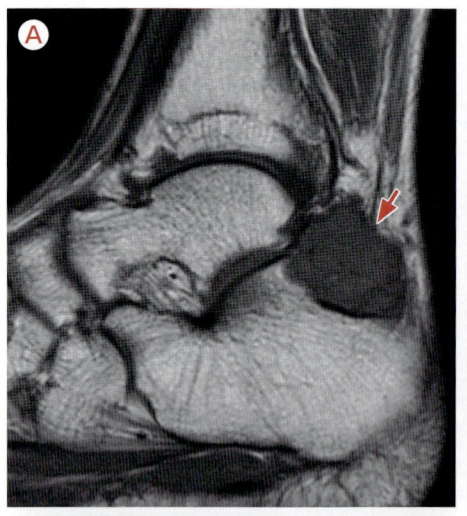

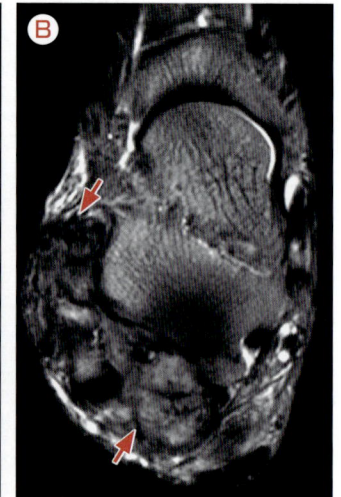

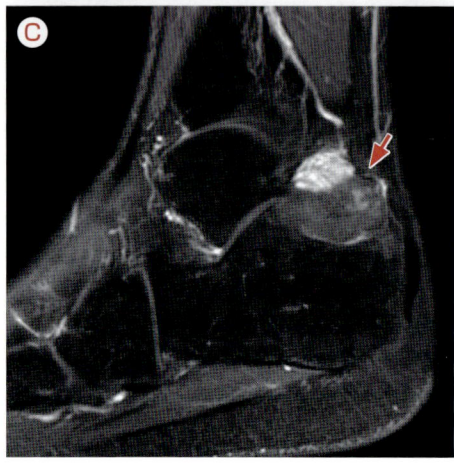

A) **T1強調矢状断像**：踵骨後方隆起の上縁に分葉状の低信号腫瘤を認める（→）．内部にヘモジデリンを疑う点状低信号域あり

B) **T2強調横断像**：腫瘤は高信号と低信号の混在を示している．腓骨の外側や前方にも取り囲むように腫瘤が存在している（→）

C) **造影後脂肪抑制T1強調矢状断像**：後方隆起の腫瘤の上半分に造影効果があり，下半分の造影効果は軽度である（→）．限局型のPVNSを疑う

■ 症状

関節の**腫脹や痛み**のほか，**可動域制限**あり．また穿刺にて**関節血腫**を認める．

■ 画像所見

ごく初期には単純X線写真でわずかな**関節裂隙の拡大**を示すことがある（肥厚した滑膜組織のため）．その後は関節軟骨の破壊から**円形の骨浸食像**（辺縁に骨硬化縁を伴う），**関節裂隙の狭小化**を認める．通常**石灰化の沈着はみられない**．

MRIでは，びまん型の場合では滑膜の肥厚と**ヘモジデリンの沈着**を認める．T2強調像やT2*強調像がヘモジデリン沈着をよく反映し，強い無信号域を示す．造影MRIでは不均一な増強効果を示す．

■ 鑑別疾患

T2強調像で低信号を示す疾患や滑膜肥厚を来す疾患〔アミロイド関節症，関節リウ

マチ（p88）など〕，が鑑別となる．ヘモジデリン沈着が高度な場合は診断に迷うことが少ないと思われる．血友病性関節症はヘモジデリン沈着を来すが，病歴聴取で区別は可能である．

▶▶▶ 撮影・読影の際，注意すること

1 若年成人，単関節，くり返す関節血腫の場合，PVNSを否定する必要がある

2 ヘモジデリン沈着があれば診断は容易であるが，限局型でははっきりしないことも少なくない

3 単純X線写真のみでは時に変形性関節症と紛らわしいことがある

<参考文献>
・Murphey, M. D., et al.: Pigmented villonodular synovitis: radiologic-pathologic correlation. Radiographics, 28: 1493-1518, 2008

第5章 腫瘍および腫瘍類似疾患

頻度 ★★☆

B. 軟骨腫瘍

08 腱鞘巨細胞腫
giant cell tumor of tendon sheath: GCTTS

症例❶ 30代女性．第5趾の腫脹あり

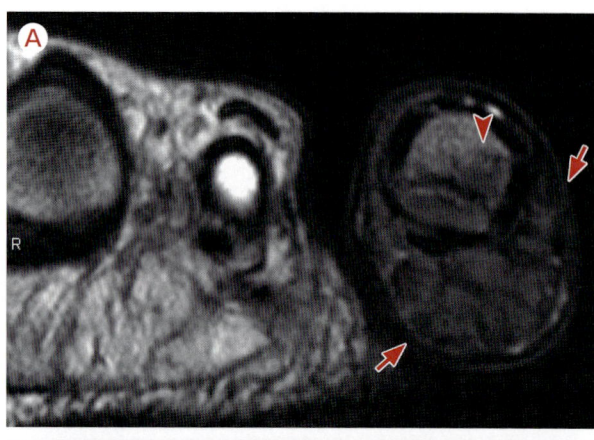

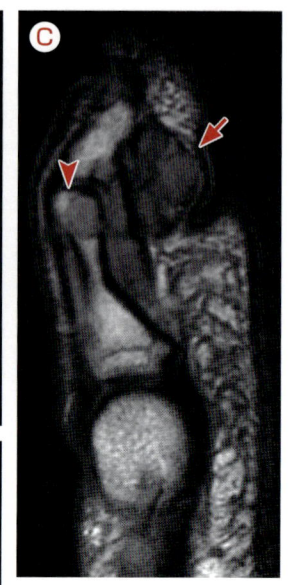

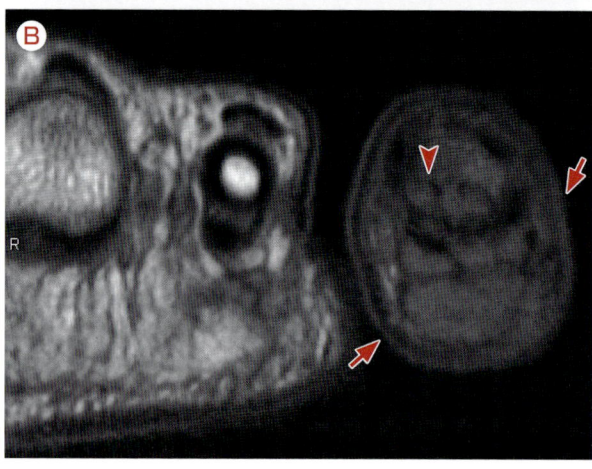

A) **T2強調冠状断像**：第5趾末節骨の下半分を取り囲むように低信号腫瘤を認める（→）．内部にさらに低信号の隔壁を伴い，分葉状である．基節骨頭部の外側に境界の不明瞭な低信号域があり（▶）骨髄浮腫と思われる

B) **T1強調冠状断像**：腫瘤は筋肉と同等の信号を示し，低信号の隔壁が目立つ（→）．屈筋腱の周囲に存在しており，GCTTSを疑う所見である．基節骨頭部には低信号域が認められており（▶），浮腫とともに腫瘍の浸潤を疑う

C) **T2強調矢状断像**：足底部に張り出すように腫瘤が存在し（→），腫瘤が腱に沿って存在しているのがわかる．基節骨への浸潤も明瞭に認められる（▶）

■ 原因・病因

腱鞘巨細胞腫（GCTTS）はChassaignacによって1852年に最初に報告された病変である．当初は悪性腫瘍とされていたが，その後1941年Jaffeらによって腱鞘，関節，滑液包の滑膜に由来する病変とされ，**びまん性絨毛結節性滑膜炎（PVNS）の類縁疾患**と定義づけられている．PVNSの類縁疾患といっても，**画像で表現される形態は全く異なっている**ことに注意する[1]．手指の関節に好発し，特に**母指から第3指の掌側に好発**する（約80％）．次に頻度が高いのは足関節−足部の領域とされる．男女比は1：1.5～2.0であり，**30～50代の女性に多い**．

■ 症状

無痛性の腫瘤として自覚することが多い．腫瘤は徐々に増大を示す．手指に発生したものは小さい腫瘤のことが多い（2 cm程度の大きさ）．

■ 画像所見

病変の主座が腱鞘であることより，**腱の周囲を取り囲むように分葉状・結節状の腫瘤**が認められる．T2, T1強調像でともに**筋肉と等信号から低信号**を示す．隔壁が低信号として認められ，**全体としてごつごつした形態**を示す．ヘモジデリンの沈着はPVNSより目立たないことが多く，（T2強調像で信号は低下するものの）T2*強調像で無信号領域として同定することは難しい．また関節内外へ成長を示す．**骨への浸食**を示すことがあり，この場合では骨内の病変を取り残すと再発する．

■ 鑑別疾患

独特の形態のため，診断には困らないと思われるが，手指に頻度の高いガングリオン（p118），血管平滑筋腫（p123）などは鑑別に挙がる．ただしMRIでの所見は全く異なる．

▶▶▶ 撮影・読影の際，注意すること

1. 中年女性，手指掌側，無痛性の腫瘤のときたらGCTTSを考える
2. 手指，足部の関節発生で，腱の周囲に存在するごつごつした形状の腫瘤はGCTTSを考える
3. T2強調像で信号が低いことが特徴である
4. 骨浸食は再発のリスクを高めるので注意する
5. PVNSとは類縁疾患であるが，MRIでの表現型は全く異なる

＜文　献＞
1) Wan, J. M., et al.: Imaging of giant cell tumour of the tendon sheath. Radiol Med, 115: 141-151, 2010

第6章 副骨・種子骨障害

頻度 ★★★

01 三角骨，外脛骨，os peroneum, os intermetatarseum
os trigonum, os tibiale externum, os peroneum, os intermetatarseum

---

症例❶ 29歳女性．無症状

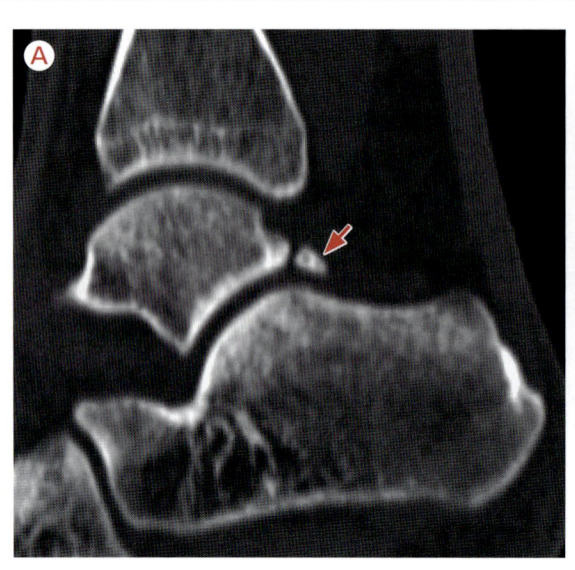

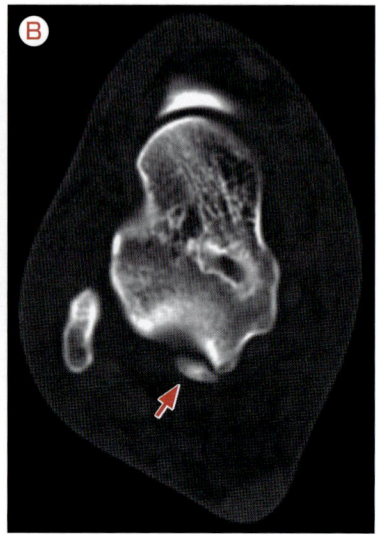

A) CT MPR矢状断像：距骨後方に楕円〜三角形の骨があり三角骨に一致する（→）
B) CT 横断像：骨は距骨の後方突起外側に存在している（→）

■ 原因・病因

　三角骨，外脛骨，os peroneum, os intermetatarseum は副骨の1つである．副骨は過剰骨とも呼ばれ，**胎生期の遺残，本来の骨と分離し癒合できずに骨化したもの**が本体である．足部には非常に多い．小児期の激しい運動歴があると三角骨，外脛骨などは形成されやすいが，その一方で明確な運動歴もない場合もあり，一元的には説明できない．

- 三角骨：約10〜13％の頻度で認められる．**距骨外側結節の癒合不全**によって発生する．
- 外脛骨：約10％の頻度で認められる．**舟状骨との癒合不全**である．後脛骨筋腱が外脛骨に付着している．
- os peroneum：約10％の頻度で認められる．**立方骨レベルの長腓骨筋腱の内部**に存在している．サルには100％存在し，腓骨筋腱の動きを補助する種子骨として働いている．しかしながら人の場合では退化しており，その機能的役割はないとされる．
- os intermetatarseum：約9％の頻度で認められる．**母趾〜第2中足骨基部間**に存在する副骨である．

■ 症状

　通常は無症状である．

01 三角骨，外脛骨，os peroneum，os intermetatarseum

症例❷ 29歳女性．無症状

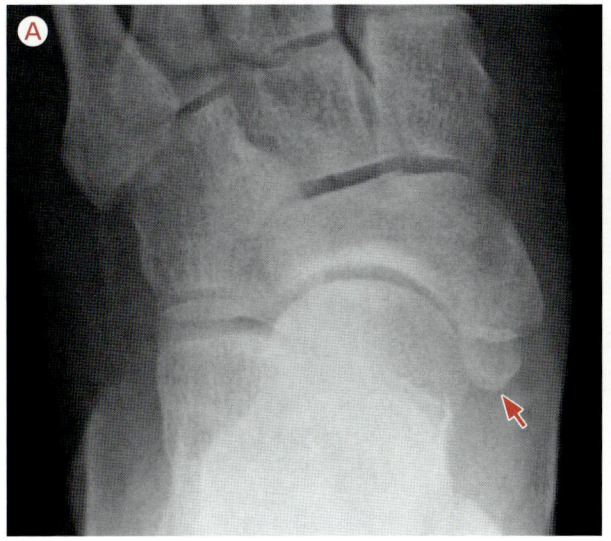

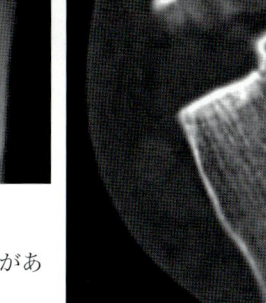

A）単純X線写真正面像：舟状骨内側後方に円形の骨があり外脛骨に一致する（→）
B）CT横断像：外脛骨（→）と舟状骨で不整な関節面を形成している

症例❸ 79歳男性．足関節症の精査

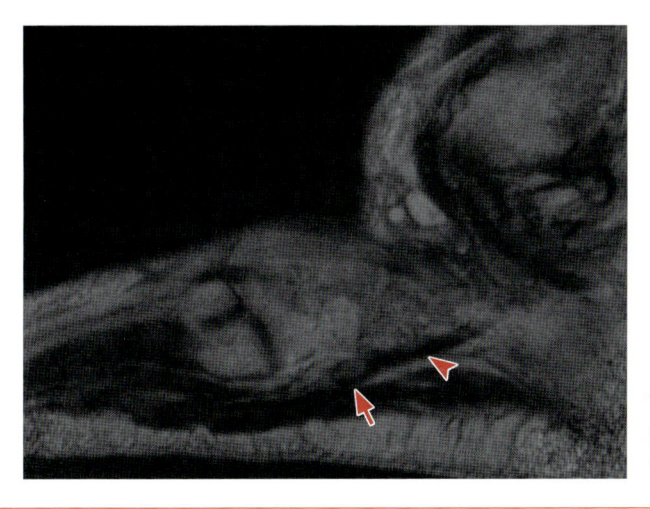

T2強調矢状断像：長腓骨筋腱（▶）の内部に円形の骨があり，os peroneumに一致する（→）．腱の変性は認められない

- **三角骨**：脛骨と踵骨の間に挟まれること，三角骨が距骨と衝突することによって疼痛を認める．さらに近傍を走行する長母趾屈筋腱を挟み込み，障害を起こすこともある（三角骨障害，後方インピンジメント症候群⇒p143）．
- **外脛骨**：後脛骨筋腱の牽引によって足の痛みや動かしにくさ，扁平足を呈する（外脛骨障害⇒p144）．

第6章 副骨・種子骨障害

141

症例❹ 38歳女性．無症状

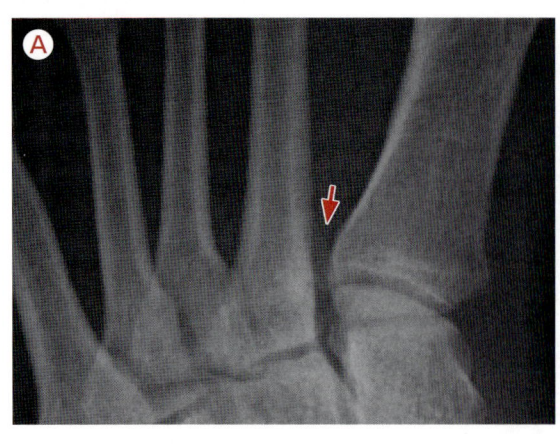

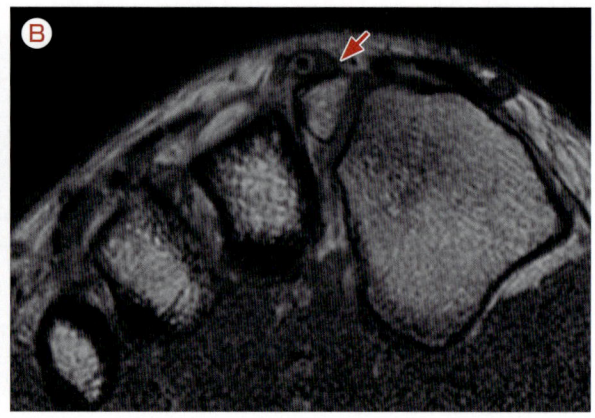

A) **単純X線写真正面像**：母趾中足骨と第二中足骨基部の趾間部に楕円形の骨を認める（→）．母趾と第二中足骨間がやや離開している

B) **T1強調冠状断像**：母趾～第2中足骨基部間に円形の骨あり（→）．os intermetatarseumに一致する．骨髄信号の変化はみられない

- os peroneum：長腓骨筋腱の変性や断裂を発生させ，扁平足を形成する．
- os intermetatarseum：母趾～第2趾中足骨基部の痛みを生じる．

■ 画像所見

単純X線写真・CTでこれらの副骨を確認できれば，診断は可能である．
MRIは副骨による腱の障害やその他の軟部組織の炎症性変化を捉えるのに用いる．障害がある場合は副骨自身の骨髄浮腫を認める．

■ 鑑別疾患

特になし

▶▶▶ 撮影・読影の際，注意すること

1. 副骨はよくみるものであり，症状との関連性が本当にあるか，臨床情報と照らし合わせて考える必要がある
2. どの場所にどんな副骨があるのかを把握する
3. 付着している腱や靱帯を把握する
4. 副骨障害（p143）の可能性は念頭に入れ，必要があればMRIで確認すること

＜参考文献＞
・Grogan, D. P., et al.: Anatomy of the os trigonum. J Pediatr Orthop, 10: 618-622, 1990

第6章 副骨・種子骨障害

頻度 ★★★

02 三角骨障害, 外脛骨障害
disorder of os trigonum, disorder of os tibiale externum

症例① 20歳女性. 体操選手. 底屈時の痛みあり〔三角骨障害〕

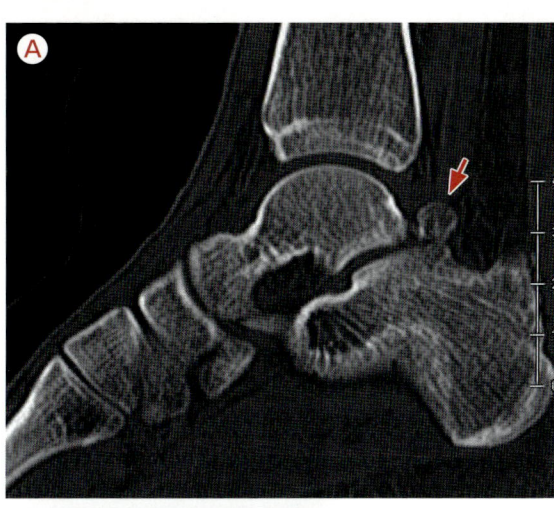

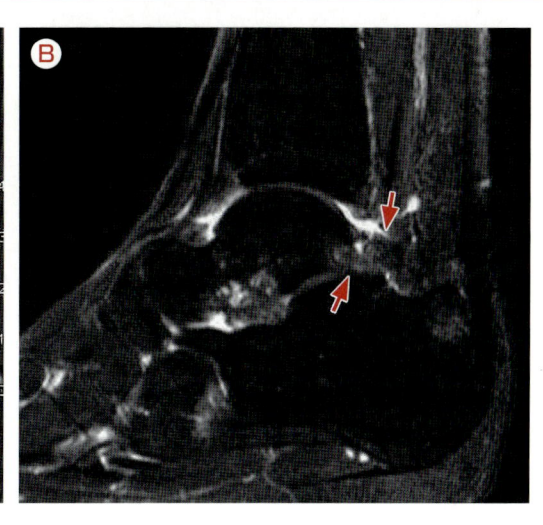

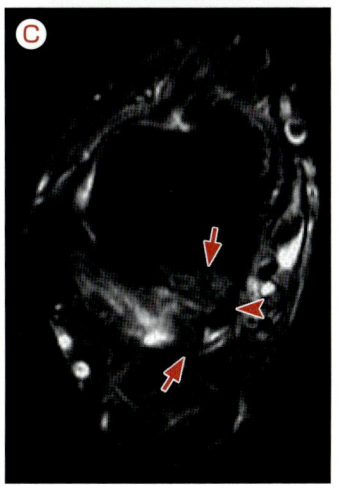

A) **CT MPR矢状断像**：距骨後方に円形の骨が認められ, 三角骨に一致する（→）.

B) **STIR矢状断像**：三角骨および距骨後方は淡い信号上昇を認め, 骨髄浮腫を呈している（→）. 運動に伴う距骨と三角骨の衝突による変化と考えられる. 距腿関節の関節液貯留あり

C) **STIR横断像**：距骨後方と三角骨の骨髄浮腫を認める（→）. 三角骨の左側に長母趾屈筋腱（▶）を認める. 長母趾屈筋腱を挟み込む所見は認められず, 腱の腫大や信号変化もみられない

■ 原因・病因

1) 三角骨障害

　　足関節の底屈によって三角骨が距骨と衝突することや, 脛骨遠位端と踵骨に挟まれることで発症する. この際, 近傍を走行する長母趾屈筋腱を挟み込むこともあり（後方インピンジメント症候群）, 母趾の屈曲不全といった長母趾屈筋腱の障害を呈する.

2) 外脛骨障害

　　付着している後脛骨筋腱の作用が外脛骨の介在によって十分に足部に伝わらない. それゆえに扁平足になり, 足の疲れやすさや痛みを自覚する.

症例❷ 72歳女性．足内側の痛みと腫脹あり〔外脛骨障害〕

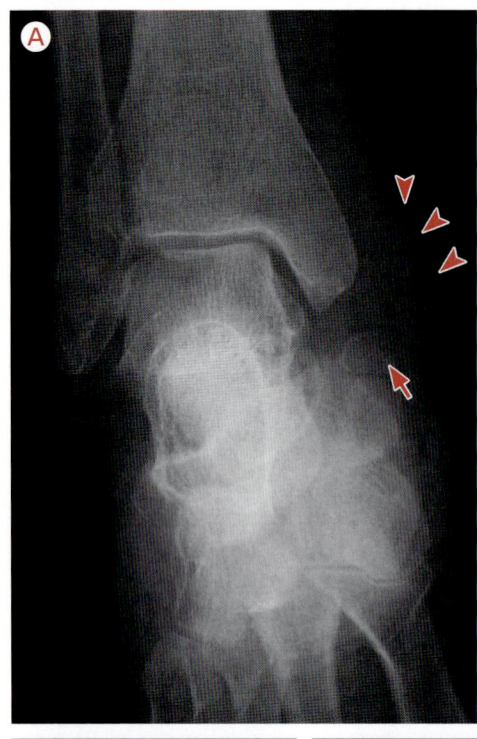

A）**単純X線写真正面像**：舟状骨内側後方に円形の骨があり外脛骨に一致する（→）．内果の皮下脂肪組織の腫脹を認める（▶）

B）**STIR冠状断像**：外脛骨は骨髄信号上昇を認め浮腫を呈している（→）．外脛骨は2つに分節化している

C）**T1強調矢状断像**：分節化した外脛骨（→）に連続する後脛骨筋腱の索状の信号上昇があり変性を呈している（▶）

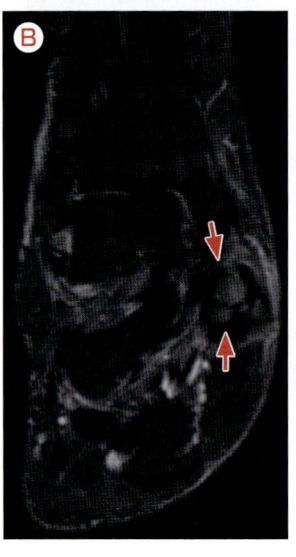

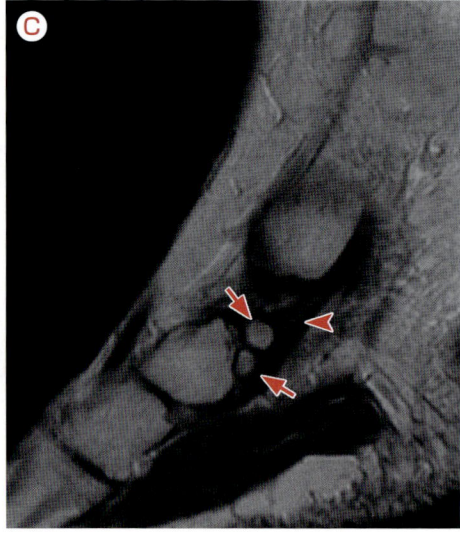

■ 症状

1) 三角骨障害

　　底屈時の足関節後方の痛みと腫脹を認める．長母趾屈筋腱の障害を合併している場合では**母趾の屈曲制限**を伴う．

2) 外脛骨障害

　　扁平足を認め，足のだるさや疲れやすさがある．また外脛骨が大きい場合では直接ふれることができる．さらに靴などの圧迫やこすれなどを自覚する．

■ 画像所見

1）三角骨障害

距骨後方や三角骨の骨髄浮腫を認める（ 症例❶ ）．周囲の軟部組織の信号上昇や液体貯留がある．

2）外脛骨障害

踵骨内側と外脛骨の骨髄浮腫を認める（ 症例❷ ）．後脛骨筋腱の変性を伴う場合もあるが，断裂の所見は伴わない．

■ 鑑別疾患

特になし

▶▶▶ 撮影・読影の際，注意すること

1 単純X線写真で三角骨周囲，外脛骨周囲の軟部腫脹がある場合はそれぞれの副骨障害を考慮する

2 三角骨，外脛骨も骨髄浮腫を呈していることが多い

3 三角骨障害の場合では，近傍を走行している長母趾屈筋腱の変性の有無に注意する．変性がある場合は挟み込みによる障害の可能性がある

4 外脛骨障害の場合では，後脛骨筋腱の変性も伴う場合があるので，撮影の範囲は外脛骨を含めやや広めにとるとよい

＜参考文献＞
・Grogan, D. P., et al.: Anatomy of the os trigonum. J Pediatr Orthop, 10: 618–622, 1990
・Mikami, M. & Azuma, H.: Fracture of the os tibiale externum. A case report. J Bone Joint Surg Am, 60: 556–557, 1978

第6章 副骨・種子骨障害　　頻度 ★★★

03 種子骨障害
sesamoid disorder

症例❶ 67歳女性．母趾の根元の痛み

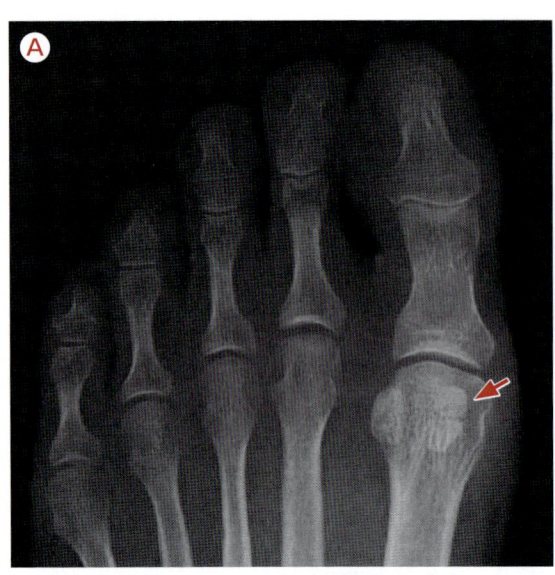

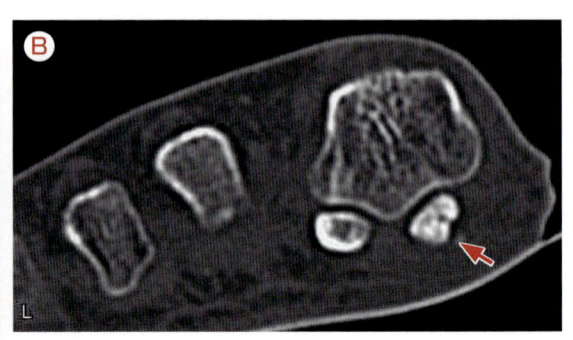

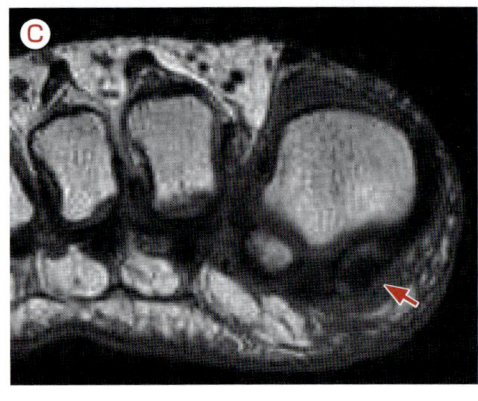

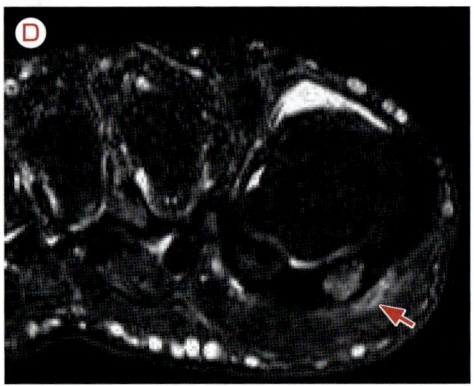

A) **単純X線写真正面像**：母趾の内側種子骨は2つに分節化している（→）．周囲の軟部組織の腫脹はなく，外反変形も認めない

B) **CT MPR冠状断像**：分節化している内側種子骨（→）を認める．外側種子骨と比べ濃度が高く，硬化性変化を伴っている．骨壊死の合併も否定できない

C) **T1強調冠状断像**：内側種子骨は外側種子骨と比較して低信号を示し骨髄浮腫を呈している．中央部はさらに低信号になっており骨硬化を反映していると思われる（→）

D) **STIR冠状断像**：内側種子骨は全体的に高信号を示しており，浮腫を反映している．足底部の皮下脂肪組織の信号上昇があり炎症性変化と思われる（→）

■ 原因・病因

母趾には内側種子骨，外側種子骨が存在しており，母趾中足骨頭部と関節面を形成している．種子骨の主な機能は足底圧の吸収や長母趾屈筋腱の保護や摩擦の減弱を行うことである．母趾種子骨障害は，骨折，二分種子骨，壊死，炎症，関節症など多岐にわたる原因で疼痛が生じ，日常生活やスポーツに障害を来した状態である．

■ 症状

母趾の痛みであり背屈すると痛みが増強する．二分種子骨や関節症を呈している場合では限局性の圧痛がある．急性期の骨折では激しい痛みや腫脹があり，診断は容易である．陳旧性の骨折や骨壊死の鑑別は困難である．

■ 画像所見

単純X線写真，CTで種子骨を横断する透亮像や分節化があれば診断できる．
MRIでは種子骨の炎症を示唆する骨髄浮腫や足底部皮下脂肪組織の炎症性変化が認められる．また種子骨直下に存在する滑液包の炎症を合併していることもある．

■ 鑑別疾患

種子骨直下に出現する滑液包炎が鑑別に挙がる（p85）．

▶▶▶ 撮影・読影の際，注意すること

1. 母趾の痛みでよくある疾患は，外反母趾，強剛母趾，種子骨障害，母趾滑液包炎である

2. 診断は単純X線写真で行えるが，種子骨の状態を把握するにはMRIが最適である

3. 種子骨障害や分節化した種子骨は先行する疲労骨折が治りきらないため存在する，という説もあるが，まだ議論の余地がある

＜参考文献＞
・Ashman, C. J., et al.; Forefoot pain involving the metatarsal region: differential diagnosis with MR imaging. Radiographics, 21: 1425-1440, 2001

第7章 絞扼性神経障害・癒合症

頻度 ★★☆

01 足根管症候群
tarsal tunnel syndrome

症例❶ 50歳男性．足のしびれと腫瘤を足関節にふれる

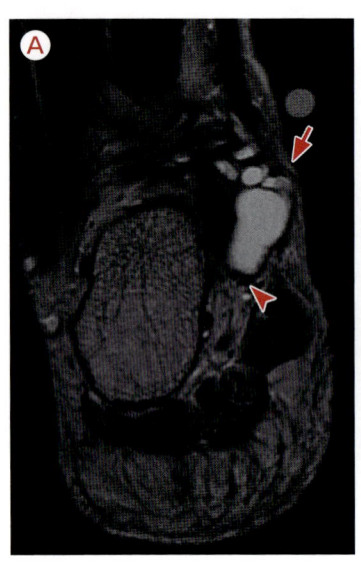

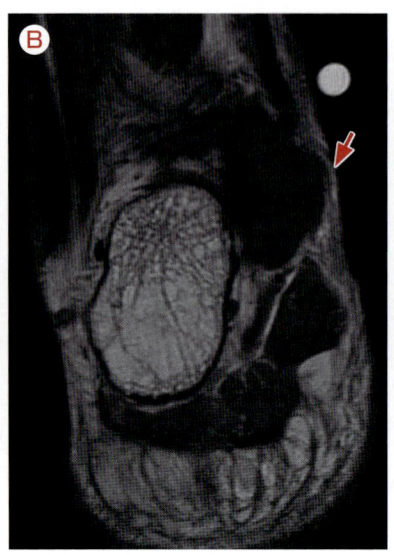

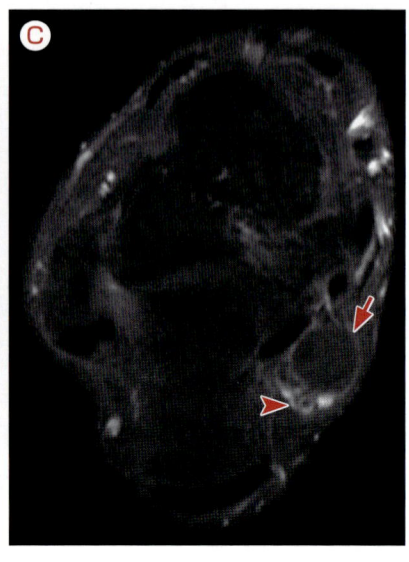

A) **T2強調冠状断像**：足関節内側に多房性の囊胞性腫瘤が集簇しており，ガングリオンに一致する（→）．下側に圧排を受けている足根管がある（▶）．ガングリオンの圧迫に伴う足根管症候群と考えられる
B) **T1強調冠状断像**：腫瘤は低信号を示し，足関節内側の膨隆を呈している（→）
C) **造影後脂肪抑制T1強調横断像**：造影では腫瘤の辺縁のみの増強効果を示す（→）．ガングリオンの所見に矛盾がない．足根管の造影効果も認められる（▶）

■ 原因・病因

足根管とは内果後下方で，**距骨・踵骨・屈筋支帯で形成された間隙**を指す（図1）．この間隙に**脛骨神経**とその分枝が走行している．これらの神経が何らかの原因で圧迫を受けて発生する**絞扼性神経障害**を足根管症候群とよぶ．足根管には脛骨神経の他に，後脛骨筋腱，長母趾屈筋腱，長趾屈筋腱，後脛骨動静脈が走行している．

足根管症候群の原因は特発性（原因不明），外傷性（骨折や外傷後の骨の変形，術後，足関節捻挫後の浮腫や出血など），占拠性病変（ガングリオンや脂肪腫といった腫瘍，距踵骨癒合症，静脈瘤），足の変形など，多岐にわたる．

本邦では**ガングリオン**（p118）や**距踵骨癒合症**（p151）の症例が約2/3とされる[1]．

■ 症状

足関節内側から足底部・足趾にかけての**しびれ感，疼痛**を訴える．1/3の症例では下腿内側への放散痛がある場合もある．足根管部のティネル様徴候を認める．

01 足根管症候群

> **症例❷** 49歳男性．足のしびれと腫瘤を足関節にふれる

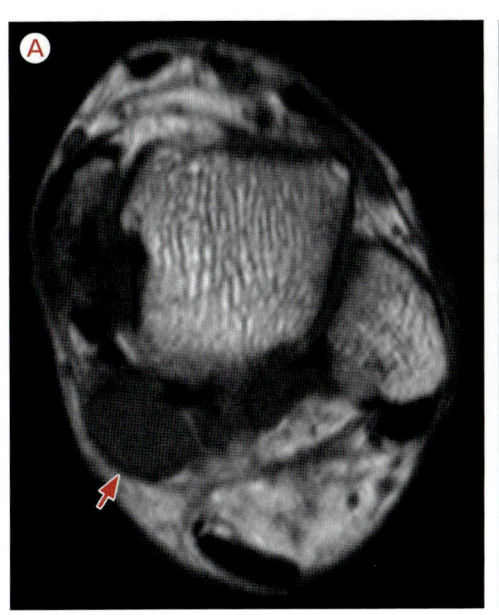

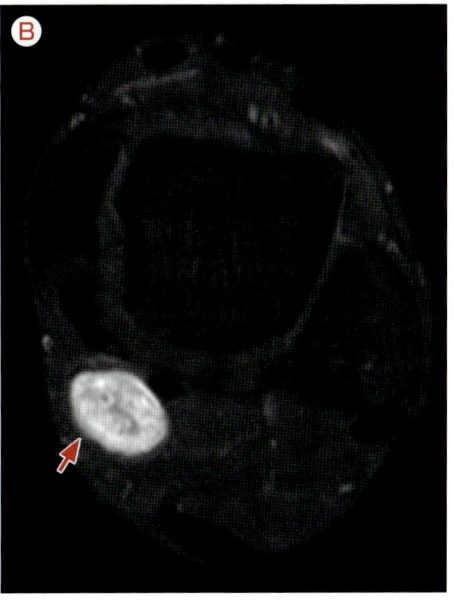

A）**T1強調横断像**：内果背側に円形の腫瘤を認める（→）．境界は明瞭であり，この下面に足根管が存在している

B）**造影後脂肪抑制T1強調横断像**：造影で腫瘤の強い増強効果を認める（→）．脛骨神経もしくは脛骨神経由来の神経に発生した神経鞘腫である．神経そのものの疾患であるため，足根管症候群に類似した所見を示すことに注意

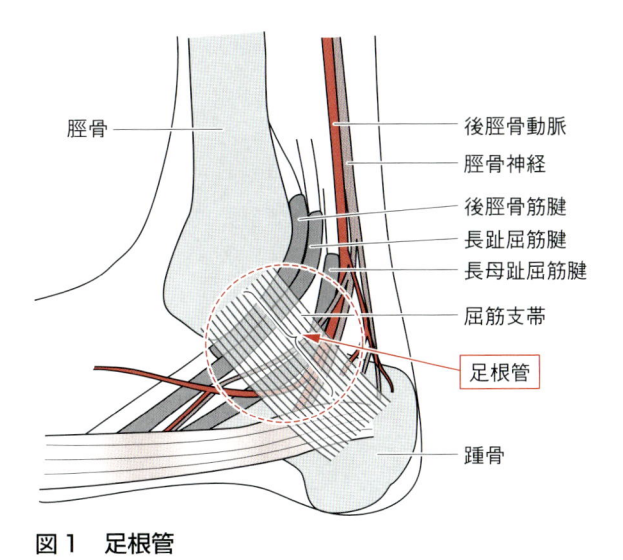

図1　足根管

第7章　絞扼性神経障害・癒合症

149

■ **画像所見**

　単純X線写真・CTは，距踵骨癒合症の有無や足関節内果領域の骨の変形を認めるのに適している．

　足根管の圧迫所見の検出はMRIが優れており，足根管周囲の腫瘤の同定，炎症や外傷後の瘢痕などの診断が可能である．踵骨の**載距突起**を確認して，その周囲を細かく観察すると足根管の病変をみつけやすい．

　ガングリオンの場合では均一な囊胞性腫瘤として，静脈瘤であれば怒張した静脈の存在を，距踵骨癒合症であれば増殖性変化を伴った骨を認めることができる．

■ **鑑別疾患**

　脛骨神経領域の神経鞘腫（p126）は，足のしびれや内果領域の腫瘤をふれることがあり，ガングリオンによる足根管症候群と類似しているので注意する．その他は臨床的には腰椎病変による神経根症状や糖尿病などによる末梢神経障害が挙げられる（p91）．

▶▶▶ 撮影・読影の際，注意すること

1. 足根管の位置を把握することが大切である．内果から載距突起のレベルであり，**載距突起**を目印にすると足根管の同定が容易になる
2. 似ている病名で「足根洞症候群」もあるが，別の疾患である（p155）
3. 距踵骨癒合症をみた場合，足根管症候群の有無があるか，足根管の圧迫の程度の評価を行うこと

＜文　献＞
1) 熊井司：足根管症候群．「図説足の臨床 改訂第3版」（高倉義典 監修，田中康仁・北田力 編），pp 184-187, メジカルビュー社，2010

第7章 絞扼性神経障害・癒合症

02 距踵骨癒合症，踵舟状骨癒合症，舟状第一楔状骨癒合症
talocalcaneal coalition, calcaneo-navicular coalition, first naviculocuneiform joint coalition

頻度 ★★☆

症例❶　49歳男性．交通外傷で来院〔距踵骨癒合症〕

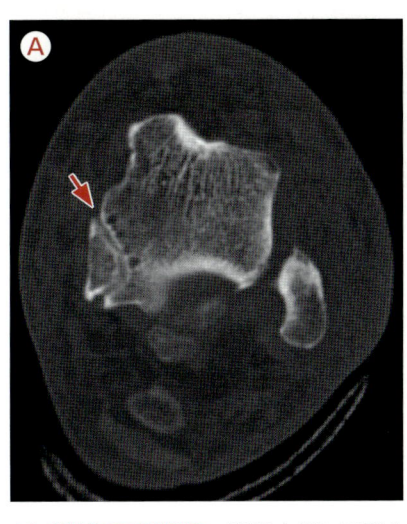

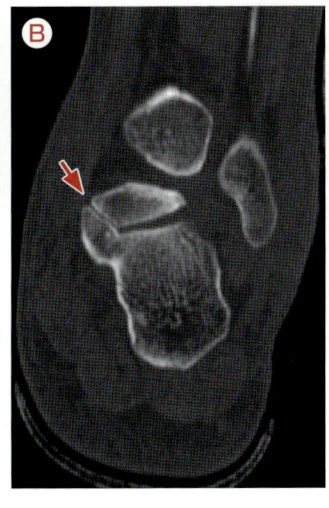

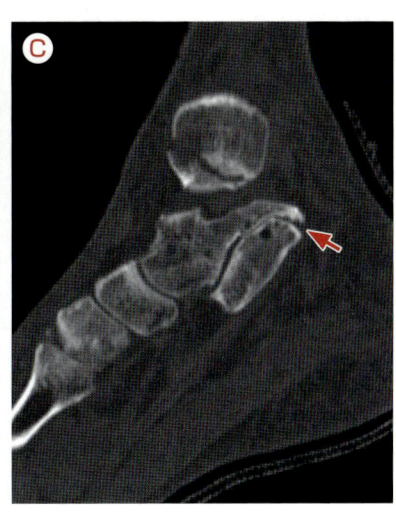

A）**単純CT横断像**：距骨内側に不整な関節面を認める（→）
B）**MPR冠状断像**：載距突起が延長するような形状で距骨と不整な関節面が形成されている（→）．距踵骨癒合症である
C）**MPR矢状断像**：載距突起の後方が延長しているのがわかる（→）

■ 原因・病因

　骨癒合症は2つあるいはそれ以上の足根骨が先天的に癒合しているものを指す．胎生期における足根骨原始間葉系の分節障害が原因とされるが，まだ議論の余地がある．家族発生も多く遺伝的因子の関与も疑われる．かつては非常に稀な疾患（1％程の頻度）とされたが，現在では画像検査が進歩し無症状の骨癒合症も多数発見されるようになってきている．男女比はほぼ同じか若干男性の方が多い．

　癒合部は軟骨性癒合，線維性癒合，骨性癒合があるが，不完全癒合である軟骨性癒合，線維性癒合が臨床上問題となる．日本人は**舟状第一楔状骨癒合症**が多いとされる．

■ 症状

　癒合部分の疼痛と癒合関節の可動域制限を認める．足根骨の骨化が進行し，なおかつ運動量の増加する思春期以降に症状の出現がある．もしくは成人まで無症状に経過し，捻挫を契機に症状が現れることも多い．

> **症例❷** 54歳男性．足背部の腫脹精査〔踵舟状骨癒合症〕

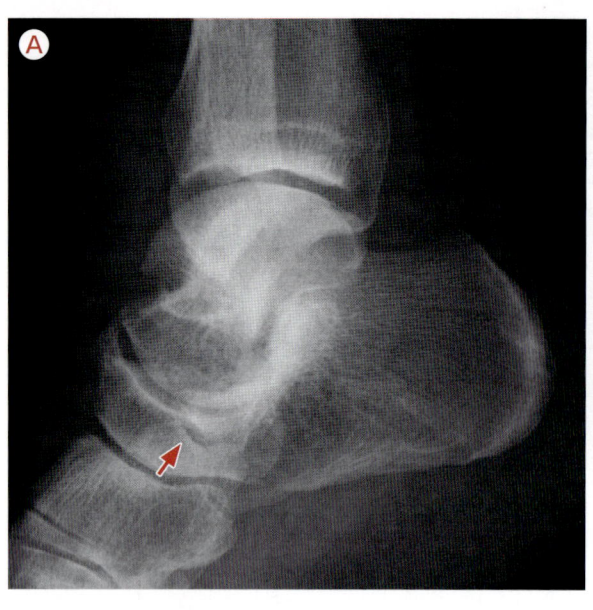

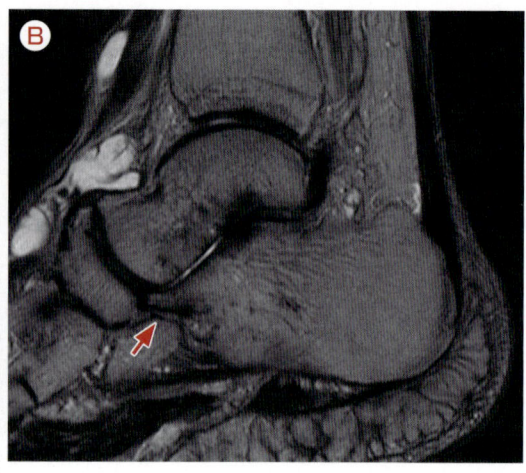

A) **単純X線写真側面像**：踵骨頭部の上縁が延長している（→）．脛骨遠位端部レベルの皮下脂肪組織の著明な腫脹を認める．距舟関節の関節面が不整であり骨棘を認める
B) **T2強調矢状断像**：踵骨頭部の延長があり，舟状骨内下方と関節面の形成あり（→）．踵舟状骨癒合症に一致する．距踵関節および距舟関節の骨硬化と関節面の不整があり変形性関節症を来している．足背部には囊胞性腫瘤がありガングリオンに一致する

■ 画像所見

1) 距踵骨癒合症

踵骨載距突起の後方が延長し距骨内側後方と関節面を形成する（ 症例❶ ）．関節の動きにくさの他に，癒合部分が内側へ大きく突出し靴と擦れることで受診することもある．単純X線写真では，癒合部分が距骨と踵骨をつないでいるためC字型のように見える（"**C-sign**"）．CTでは骨棘や増殖性変化が高度であり，周囲に関節遊離体を伴うこともある．近傍に足根管があるため，足趾のしびれを自覚している場合では，足根管症候群を来している可能性があり（p148），積極的にMRIを撮影する必要がある．

2) 踵舟状骨癒合症

踵骨頭部の内上方が延長し，舟状骨内側後方と関節面を形成する（ 症例❷ ）．単純X線写真よりCTの方が評価は容易である．

3) 舟状第一楔状骨癒合症

単純X線写真やCTで，**内側楔状骨と舟状骨との間の関節面の不整や変形性関節症変化**を認める（ 症例❸❹ ）．

02 距踵骨癒合症，踵舟状骨癒合症，舟状第一楔状骨癒合症

症例❸ 11歳男児．足背の痛み〔舟状第一楔状骨癒合症〕

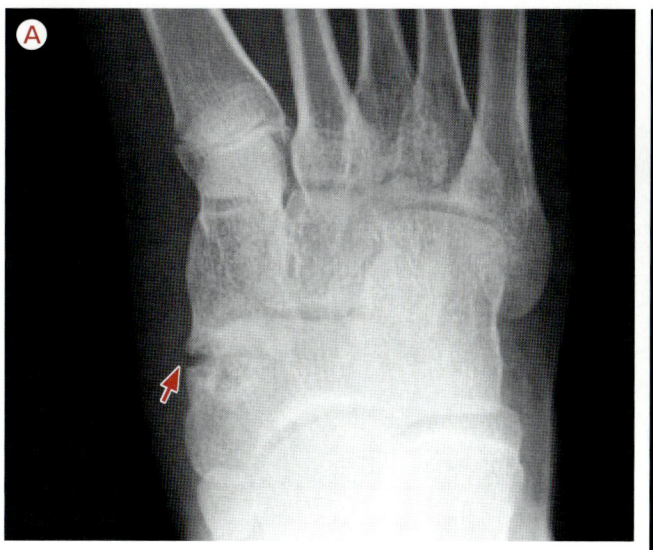

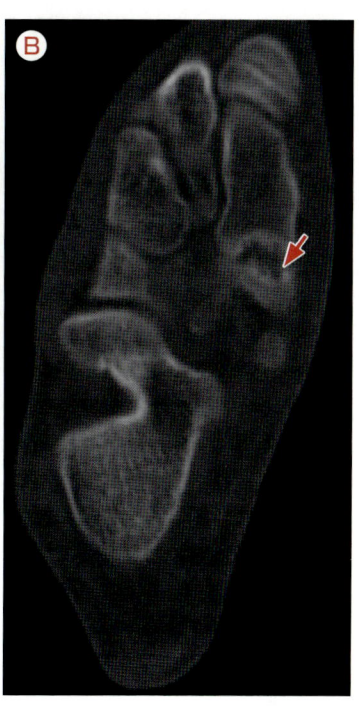

A) 単純X線写真正面像：内側楔状骨と舟状骨の関節面が不整で，骨硬化性変化を認める（→）

B) CT横断像：内側楔状骨と舟状骨の関節面が不整で波状である．周囲に骨硬化性変化が強い（→）．舟状第一楔状骨癒合症である

症例❹ 11歳男児．足背部内側の痛み〔舟状第一楔状骨癒合症〕

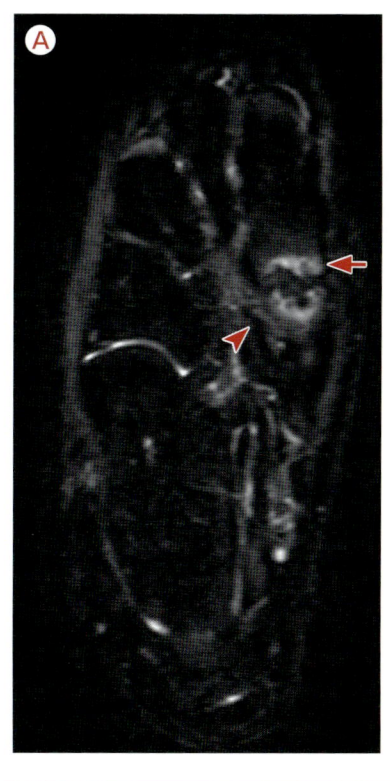

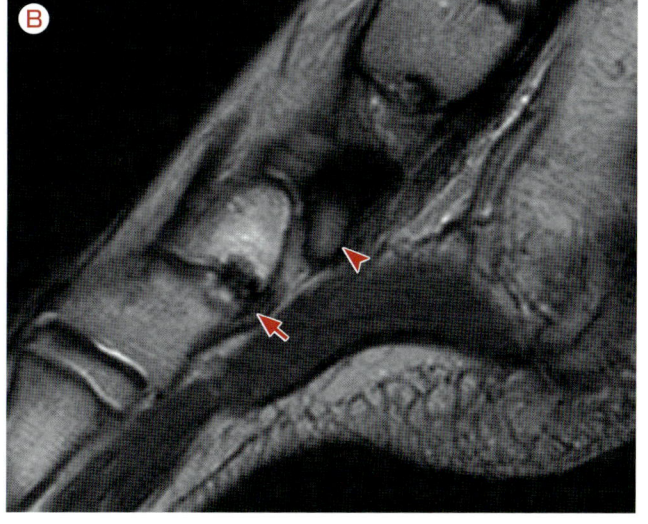

A) STIR横断像：CTで骨硬化を示していた領域は高信号として認められる（→）．周囲に淡い信号上昇があり骨髄浮腫を形成している（▶）

B) T1強調矢状断像：舟状第一楔状骨癒合症（→）とその背側に円形の骨があり外脛骨に一致する（▶）．外脛骨の骨髄浮腫は認められず，外脛骨障害ではないことがわかる

第7章 絞扼性神経障害・癒合症

■ **鑑別疾患**

　距踵骨癒合症で足根管症候群を来している場合は，足根管近傍に存在する腫瘤性病変などとの鑑別を要する．ただし，画像での鑑別は容易である．

▶▶▶ 撮影・読影の際，注意すること

1 距踵骨癒合症では載距突起の形状に注意する．載距突起の後方を追いながら距骨と連続する不整な関節面を確認するとよい

2 足根管症候群の原因の1つに距踵骨癒合症があるので注意する

3 踵舟状骨癒合症，舟状第一楔状骨癒合症は単純Ｘ線写真でわかりにくい．まず疑うことが大切である

<参考文献>
・Khoshbin, A., et al.: Long-term functional outcomes of resected tarsal coalitions. Foot Ankle Int, 34: 1370-1375, 2013

第7章 絞扼性神経障害・癒合症

頻度 ★★☆

03 足根洞症候群
sinus tarsi syndrome

症例❶ 70歳女性．足部の外側部痛

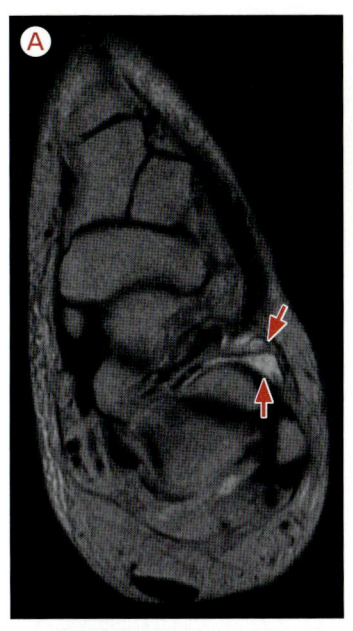

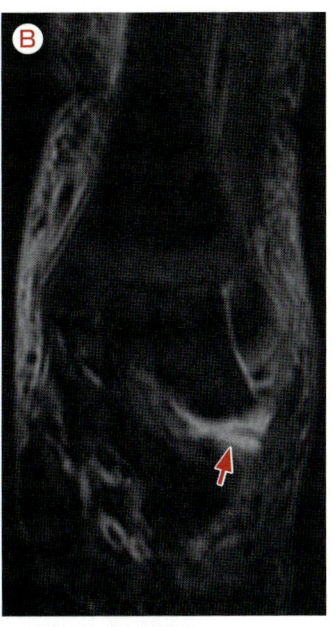

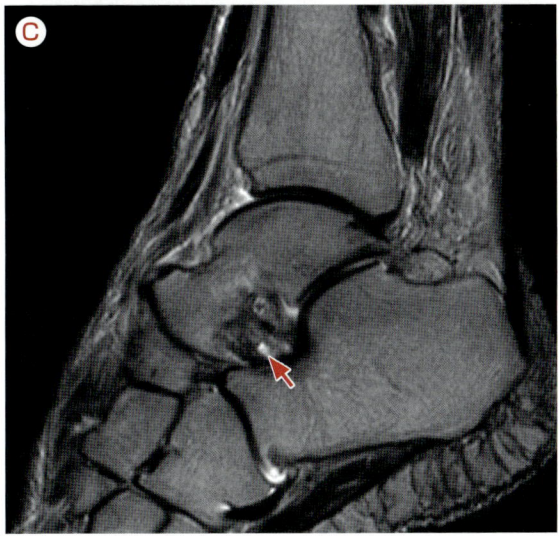

A）**T2強調横断像**：足根洞開口部に帯状の高信号域が複数認められガングリオンに一致する（→）

B）**STIR冠状断像**：ガングリオンは足根洞の内部にまで及んでいることがわかる（→）

C）**T2強調矢状断像**：cervical ligamentの走行の不整があり，断裂を示唆する（→）．ガングリオンはこの損傷由来と思われる

■ 病因・原因

　足根洞とは距骨と踵骨の形成する距踵関節（前・中・下関節面が存在する），距骨下縁の距骨溝と踵骨の上縁である踵骨溝で形成され，足関節の外果前方に開口部（足根洞開口部）を持つ，ラッパ状の間隙である（図1）．骨間距踵靱帯，頸靱帯や支帯が足根

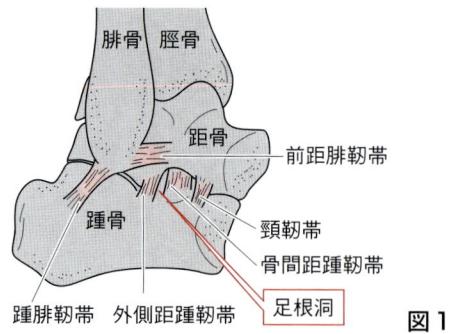

図1 足根洞

洞に存在しており距骨と踵骨を結んでいる．また，距骨を栄養する血管や神経も足根洞内に存在している．

足根洞症候群とは，足根洞に一致した痛みを起こす疾患の総称であり，原因は何であってもよい．主として足関節の外傷が原因となる．未治療の足関節捻挫，外側靱帯損傷などで足根洞内に血腫が及んだ場合などに合併する．また外傷を契機に出現したガングリオンの存在も足根洞症候群を引き起こす．足根洞内に血腫があると，その吸収過程で瘢痕化や滑膜の増殖が発生し，これが痛みの原因になるとされる．

■ 症状

足関節捻挫の痛みの回復の遅れ，足根洞開口部の圧痛・だるさ，運動時の足関節の不安定性を示す．

■ 画像所見

単純X線写真やCT：外果周囲の軟部組織の腫脹が判断できる程度である．
MRI：足根洞内の支帯や靱帯の走行の乱れ，ガングリオンの存在を認める．前距腓靱帯および踵腓靱帯損傷を伴っていることが多い．また足根洞内の脂肪信号が消失し低信号の瘢痕組織が目立つ場合は血腫の存在がかつてあったことを疑える所見でもある．

■ 鑑別疾患

・距骨滑車の骨軟骨損傷：足根洞症候群同様に捻挫に起因する．痛みの部位が異なる．また画像所見から鑑別可能．

▶▶▶ 撮影・読影の際注意すること

1. 足根洞症候群は足部外側，足根管症候群は足部内側の疾患であることに注意する
2. 足関節捻挫後に合併する足根洞部の痛みを総称して「足根洞症候群」とするため，原因は何でもよい
3. 矢状断像で，足根洞内の靱帯や支帯の走行の乱れを観察すること

第8章 関節症・足部変形

頻度 ★★★

01 変形性足関節症
osteoarthritis of ankle joint

症例❶ 31歳男性．バスケットボールの選手．足関節の痛みあり

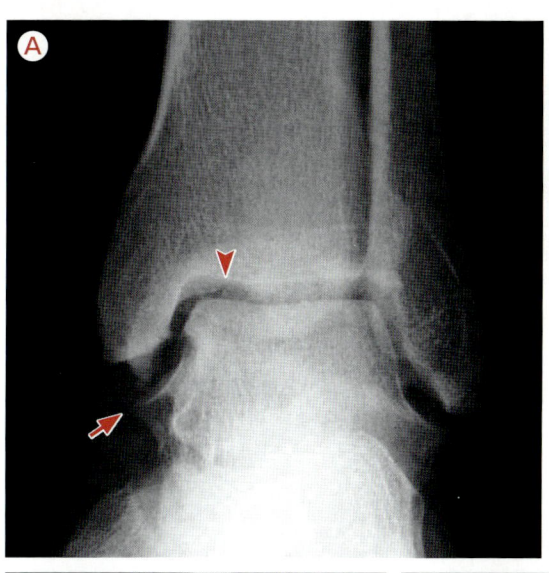

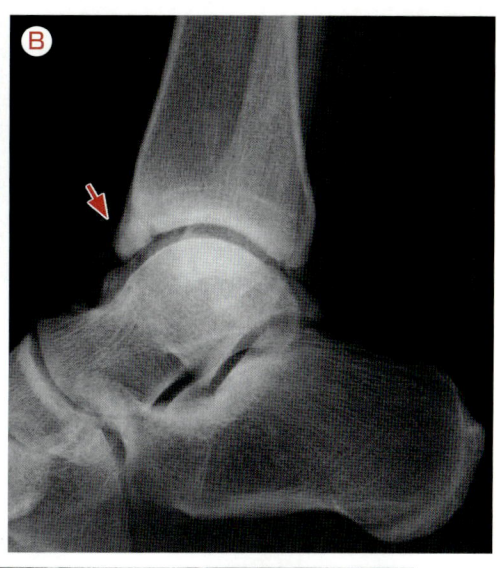

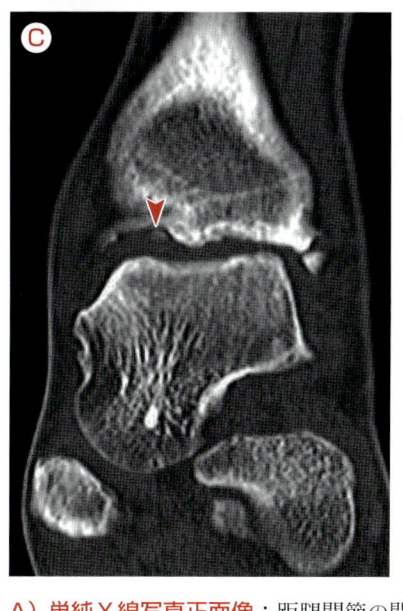

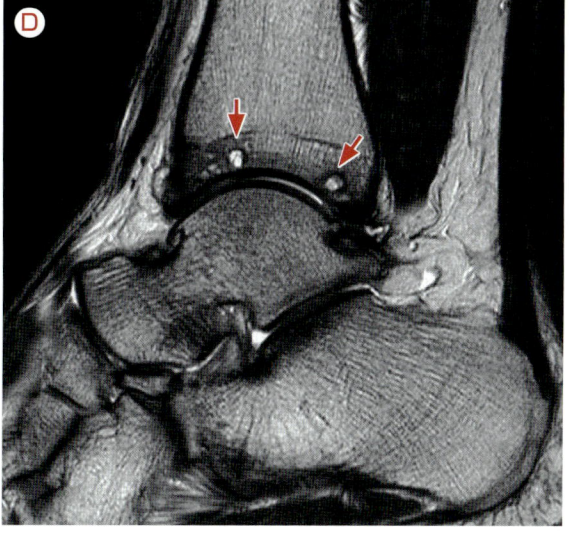

A) **単純X線写真正面像**：距腿関節の関節裂隙の狭小化はごくわずかである．内果と距骨内側の関節面が不整になっており，距骨内側の骨棘形成を認める（→）．距腿関節内に関節遊離体を認める（▶）．

B) **単純X線写真側面像**：脛骨遠位端に骨棘形成があり，なおかつ脛骨関節面の骨硬化が強い（→）．軟骨下囊胞も認める．距骨頸部にも同様の骨棘形成があり，脛骨と距骨の衝突による変化であり，スポーツに起因した変形性関節症変化である．

C) **CT MPR冠状断像**：脛骨遠位関節面の不整と関節遊離体を認める（▶）．

D) **MR T2強調矢状断像**：脛骨遠位端の低信号域があり骨硬化を反映している．また脛骨遠位端に軟骨下囊胞を認める（→）．

症例❷ 52歳男性．外傷にて術後，外果から膿瘍の排出あり

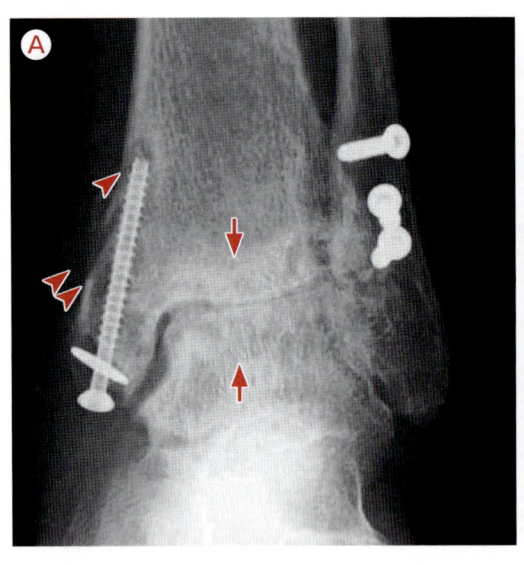

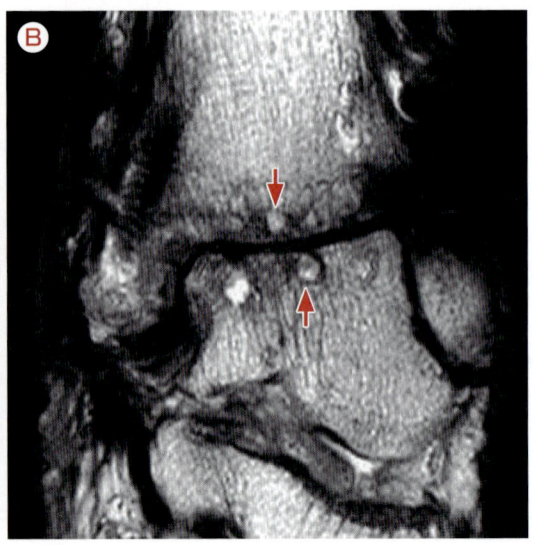

A）単純X線写真正面像：術後であり，内果および腓骨にスクリューを認める．内果側のスクリューの周囲に骨透亮像がありlooseningがある（▶）．また内果骨幹端に骨皮質の破綻がある．この領域から膿瘍が排出されていると思われる．距腿関節の関節裂隙の狭小化は高度であり，骨硬化性変化および硬化性領域の内部に軟骨下囊胞と思われる円形の透亮像を認める（→）
B）T2強調冠状断像：関節面の不整と軟骨下囊胞を認める（→）．軟骨は同定できず，欠損している．内果・外果はスクリューによるアーチファクトを認める

■ 原因・病因

変形性足関節症は種々の原因によって**関節軟骨の摩耗・欠損が発生し，それに付随して骨の変形を来した状態**である．明らかな外傷既往のない一次性と，外傷や炎症といった何らかの既往がある二次性に分けられる．たいていは二次性の変形性足関節症である．ただし日本人は欧米人と比較して一次性の変形性足関節症が多いとされる．畳の上での正座といった生活習慣，成人になるにつれて距腿関節が外反位から内反位へ変わる傾向，などいろいろな原因が挙げられている．

■ 症状

距腿関節の疼痛，**運動や歩行後の腫脹**を認める．

■ 画像所見

単純X線写真やCTでの典型的な画像所見は，**関節裂隙の非対称狭小化，骨棘形成，関節面の骨硬化性変化や軟骨下囊胞，関節遊離体の形成**である．

MRIでは単純X線写真やCTで診断できない**軟骨の欠損や菲薄化，滑膜の肥厚**の評価が可能になる．

足関節の関節裂隙の狭小化は内側および前方から発生するとされ，早期の変形性足関節症の評価には**内果と距骨内側の関節面の観察**が重要である．骨棘の出現と大きさに関

しては個人差が大きいとされる．また，前病変が何かによって変形を来す部位が異なったりする．

■ 鑑別疾患

特にないが，前病変の診断もできることもある．

▶▶▶ 撮影・読影の際，注意すること

1. 変形性足関節症は単純X線写真で診断は可能である
2. MRIは軟骨の評価と滑膜の評価に用いる
3. 後脛骨筋腱機能不全症やos peroneum障害などによる扁平足からの変形性足関節症の場合では，腱の変性，断裂や腱鞘炎の所見が強く認められる．サッカーやラグビーなどで捻挫が頻繁な場合の変形性足関節症では，外果周囲や脛骨遠位端前方の関節遊離体の形成やこの部分の骨棘や滑膜肥厚が目立つ

＜参考文献＞
・Kozanek, M., et al.: Effect of post-traumatic tibiotalar osteoarthritis on kinematics of the ankle joint complex. Foot Ankle Int, 30: 734-740, 2009

第8章 関節症・足部変形

02 外反母趾，強剛母趾
hallux valgus, hallux rigidus

頻度 ★★★

症例❶ 51歳女性．糖尿病あり〔外反母趾〕

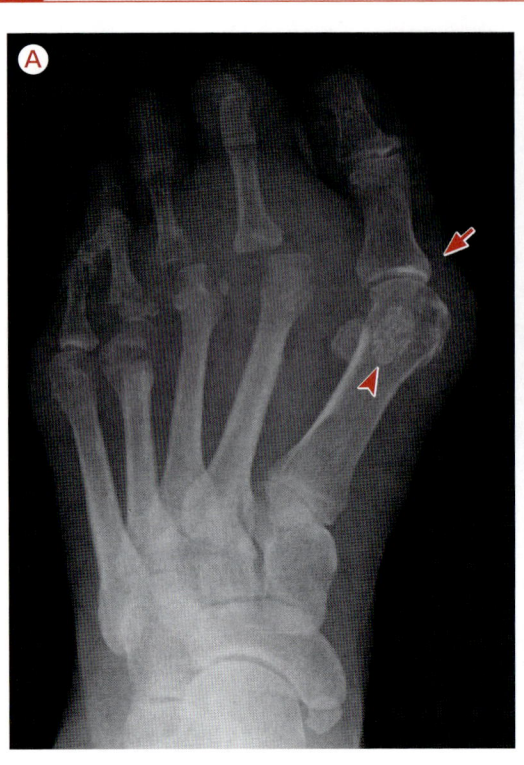

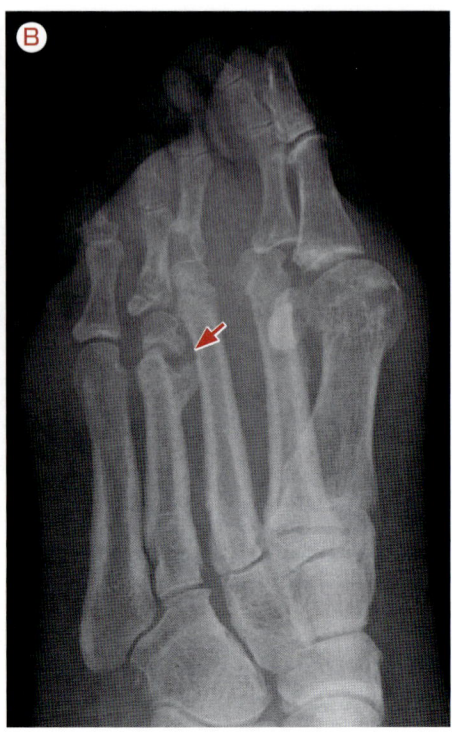

A) 単純X線写真正面像・斜位像：母趾はMTP関節で外反変形を認める（→）．中足骨頭部は内側に突出している．外反母趾に一致する．MTP関節の関節裂隙の狭小化と関節面の硬化性変化あり．種子骨は亜脱臼している（▶）．また，第2，3MTP関節は亜脱臼をしている．第3中足骨頭部のびらん，第4基節骨，中足骨頭部の骨折および偽関節化を認める．第2〜4MTP関節の軟部腫脹があり，蜂窩織炎および骨髄炎を疑う所見である．

B) 単純X線写真正面像・斜位像：母趾中足骨頭部の骨密度の低下あり．MTP関節の軟部腫脹と偽関節化した第4中足骨と基節骨を認める（→）

■ 原因・病因

1) 外反母趾

　足部疾患の中で最も多い疾患の1つである．さまざまな要因が重なることで発症する．そもそもの足の形状が**エジプト型の足趾**（母趾が他の趾より長い），母趾中足骨が**内反**であること，**扁平足**であると外反母趾になりやすい．また靴の影響も無視できない問題であり，ハイヒールのようなつま先の幅が狭く踵の高い靴は外反母趾の原因になりうる．男女比は1：10で**圧倒的に女性に多い**．

2) 強剛母趾

　母趾中足骨が第2中足骨に比べて長い例に発症しやすい（エジプト型の足趾）．その

症例❷ 60代女性．母趾の付け根の痛みあり〔外反母趾〕

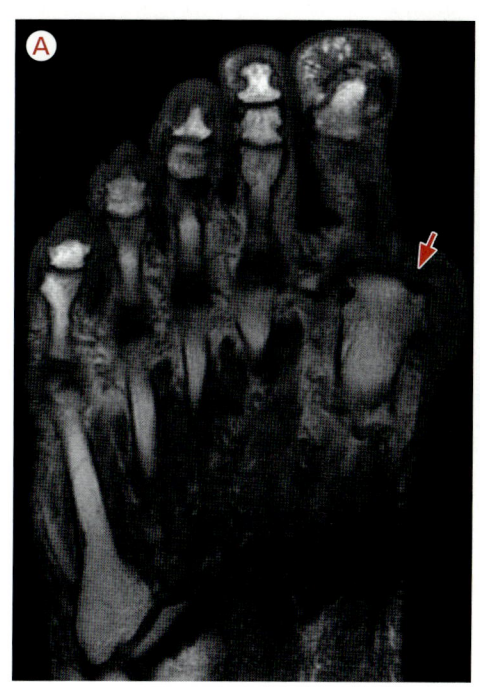

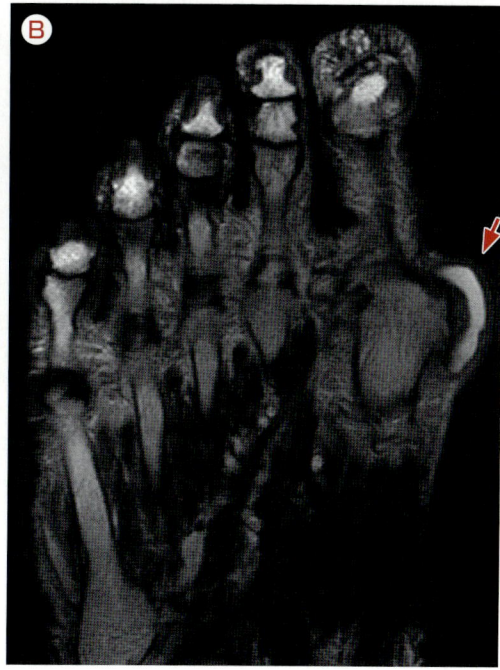

A) **T1強調横断像**：母趾中足骨頭部の変形と骨棘形成を認める（➡）．基節骨は外側に偏位しており，外反母趾に一致する．
B) **T2強調横断像**：母趾中足骨頭の内側に液体貯留が認められる．バニオン（bunion）と呼ばれる滑液包の発達である（➡）

他，**母趾中足骨頭部が平坦**であることや**後足部の外反**が関与しているとされる．外傷既往によるものは少ない．

■ 症状

1）外反母趾

　母趾中足骨頭部内側突出部の疼痛がみられる．これは靴による圧迫による．滑液包炎やMTP関節の関節包の肥厚を伴う．背側趾神経の絞扼を伴う場合では変形が軽度であっても疼痛が強いことがある．母趾MTP関節内側底部に胼胝（べんち）を形成する．

2）強剛母趾

　MTP関節部の運動時痛があり，徐々に可動域制限が出現する．特に背屈制限が大きい．母趾背側の腫脹や圧痛を認める．

■ 画像所見

　荷重時の足部単純X線写真のみで診断可能である．

1）外反母趾

　内側に突出した母趾中足骨を認める（**症例❶❷**）．母趾MTP関節の亜脱臼や関節症

症例❸　強剛母趾

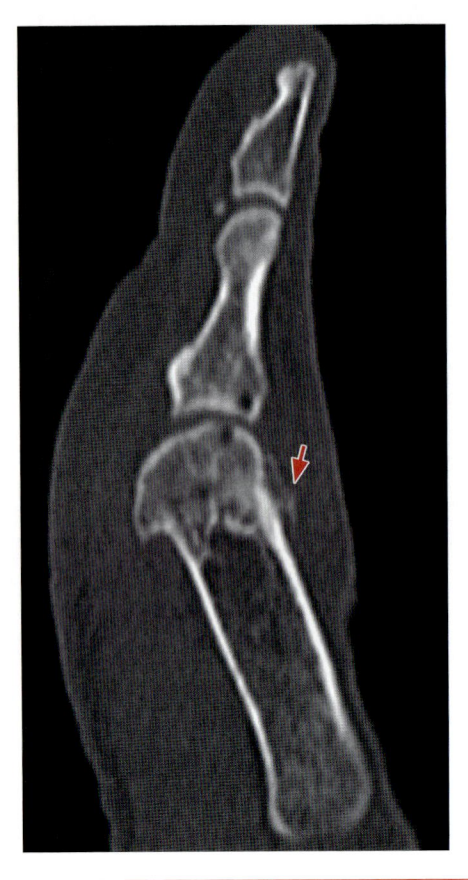

CT MPR矢状断像：母趾中足骨頭部の骨硬化性変化と足背に向かう骨棘形成を認める（→）．強剛母趾に一致する

性変化あり．MRIではMTP関節の関節包の肥厚やバニオンを同定できる．

2）強剛母趾

　基本的には母趾MTP関節の関節症であるため，関節裂隙の狭小化や母趾中足骨頭部の変形，骨棘を認める（ 症例❸ ）．骨棘は母趾背側に認められるものが多い．

■ 鑑別疾患

　特になし

▶▶▶ 撮影・読影の際，注意すること

1 外反母趾，強剛母趾ともに単純X線写真で診断可能である

2 女性，ハイヒール，エジプト型足趾などで疑う

<参考文献>
- Rietveld, A. B.: Dancers' and musicians' injuries. Clin Rheumatol, 32: 425–434, 2013
- Hagedorn, T. J., et al.: Foot disorders, foot posture, and foot function: the Framingham foot study. PLoS One, 8: e74364, 2013

第9章 小児の足関節障害

頻度 ★★☆

01 骨端線損傷（triplane 骨折）
こったんせんそんしょう
epiphyseal line injury (triplane fracture)

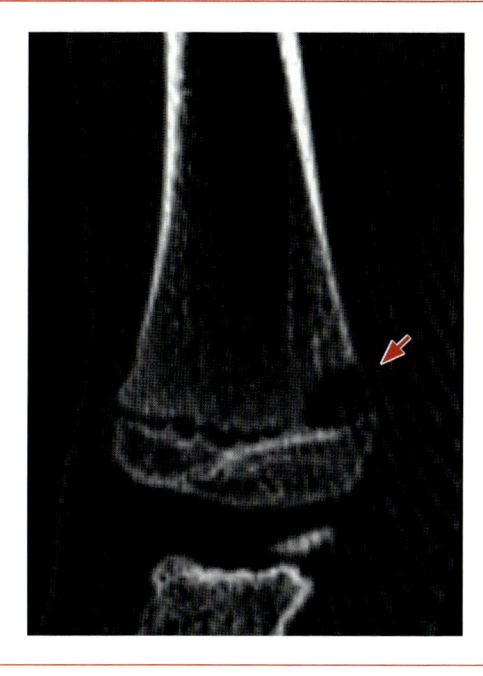

症例❶　12歳男児

CT MPR冠状断像：脛骨遠位部で骨端線を介して骨幹端に及ぶ骨折線を認める（→）．骨端線損傷であり，Salter–Harris分類のtype Ⅱである

■ 原因・病因

　骨端線損傷は骨端線閉鎖前の小児に特徴的な骨折である．骨端線領域は成長軟骨で形成されており，非常に脆弱である．このため外力によって骨端線に強い負荷がかかり離開する．骨端線損傷の分類にはSalter-Harris分類が有名であり，type Ⅰ～Ⅴまで存在する（図1）．数字が大きくなるほど予後不良であり，特にtype Ⅴでは骨端線の早期閉鎖および成長障害は必須である．足関節の骨端線損傷は活動性が高まり運動量が増える小学校高学年から中学にかけて多くみられる．

■ 症状

　通常の骨折と同様であり，激しい痛みと腫脹あり．

■ 画像所見

　単純X線写真で診断可能であるが，骨の重なりなどで不明瞭な場合では両側の足関節・足部を撮影して左右を見比べることが必要である．もしくはCTでの骨端線の離開や骨折線の骨端もしくは骨幹端への波及を確認する．
　骨折の診断をすることにおいてはMRIの適応はない．MRIは骨端線閉鎖の有無や骨髄浮腫，付随する靭帯・腱損傷の確認を行うのに用いる．

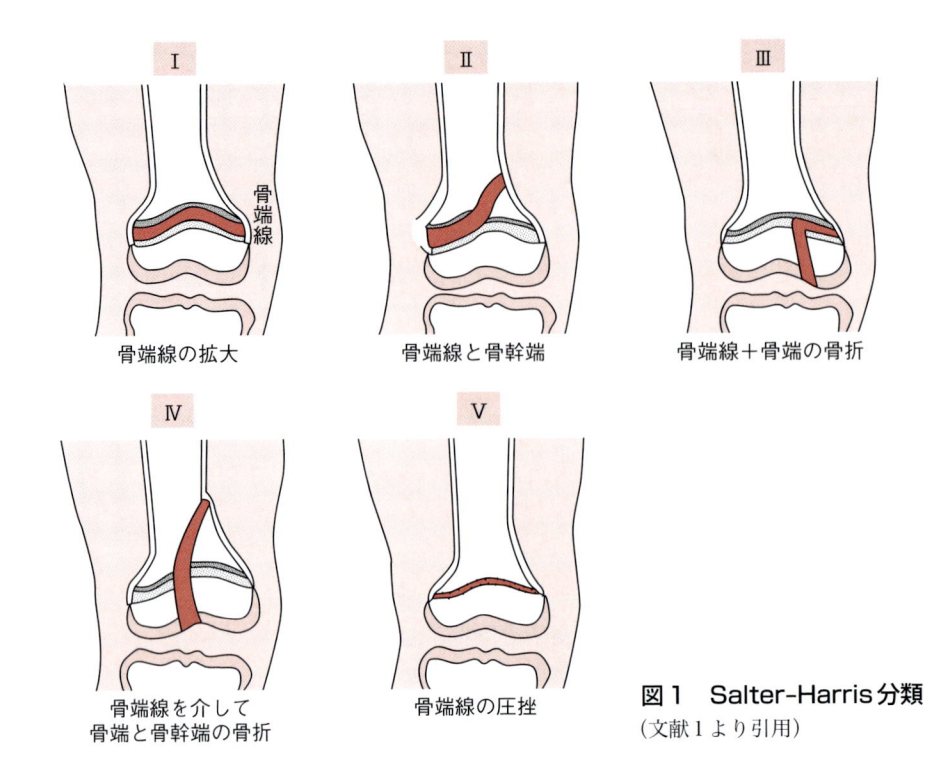

図1　Salter-Harris分類
（文献1より引用）

I　骨端線の拡大
II　骨端線と骨幹端
III　骨端線＋骨端の骨折
IV　骨端線を介して骨端と骨幹端の骨折
V　骨端線の圧挫

　また骨端線損傷には独特の名称があるので注意する．triplane骨折は骨折線が骨端・骨端線・骨幹端に及ぶものであり，直線的な骨折ではなく立体的な骨折として認められる．Salter-Harris分類のtype II＋IIIと考えるとよい．tillaux骨折は脛骨遠位端の外側の骨端および骨端線の骨折であり，他の骨端線損傷より若干年齢層が高めである（脛骨遠位骨端線の外側部分は最も骨端線閉鎖が遅く，15～18歳ごろとされるが，個体差が大きい）．

■ 鑑別疾患

　特になし

▶▶▶ 撮影・読影の際，注意すること

1. 骨端線が存在する小児の骨折である．またSalter-Harris分類は急性期の骨折の分類として用いることに注意

2. Salter-Harris分類のtype Vは急性期ではほとんど診断がつかない．脚長差が出現してはじめて骨端線損傷が存在したことがわかったりする

3. 足関節近傍の外傷で骨膜下血腫のある症例では，骨端線損傷と同様の予後をたどることがあるので注意

<参考文献>
・Dayton, P., et al.: Principles of management of growth plate fractures in the foot and ankle. Clin Podiatr Med Surg, 30: 583-598, 2013
・Berson, L., et al.: Growth disturbances after distal tibial physeal fractures. Foot Ankle Int, 21: 54-58, 2000

01 骨端線損傷（triplane 骨折）

症例❷ 13歳女子

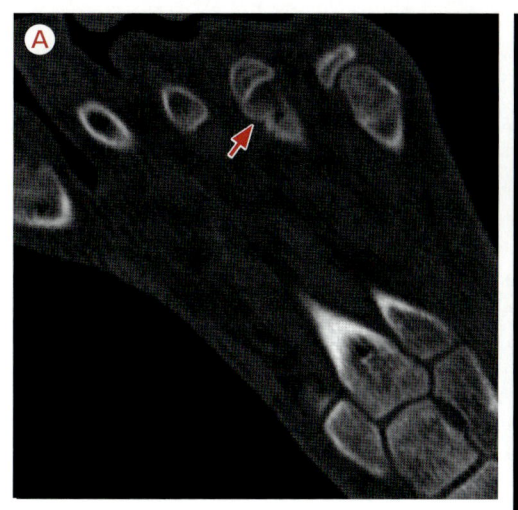

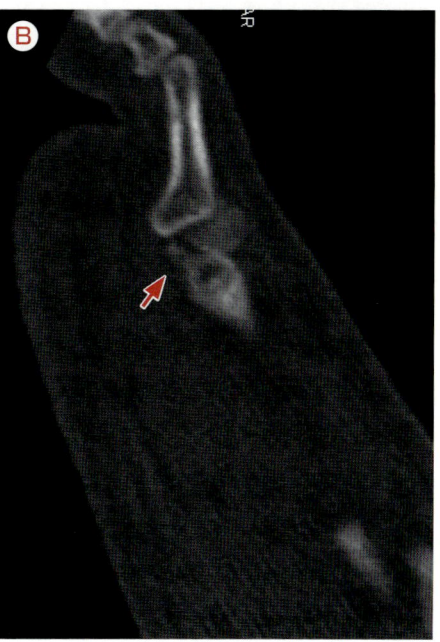

A）単純CT横断像：第4中足骨頭部の骨端線を介して骨端部へ及ぶ骨折があり，頭部の一部が転位している（→）

B）単純CT MPR矢状断像：中足骨頭部が背側に転位している（→）．Salter-Harris分類のtype Ⅲである

症例❸ 14歳男子

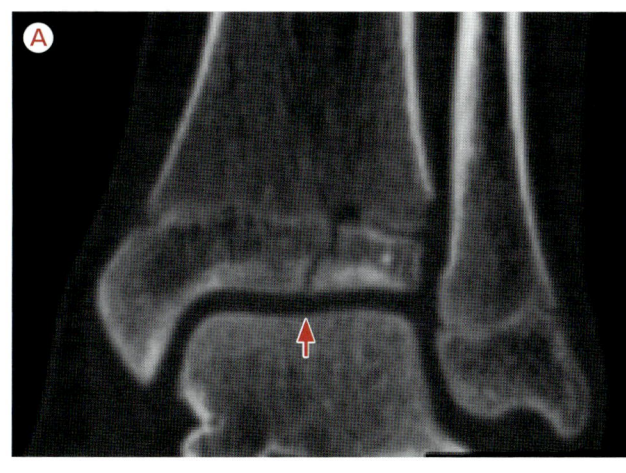

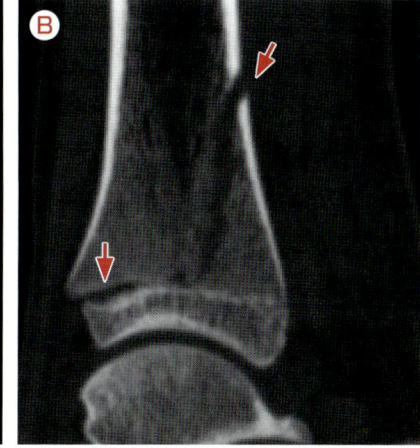

A）CT MPR冠状断像：脛骨遠位骨端に垂直に伸びる透亮像があり骨折である（→）．骨端線に及んでいる

B）CT MPR矢状断像：矢状断では骨折線は骨端線を離開させ，なおかつ骨幹端へ及んでいる（→）．triplane骨折である

<文　献>
1) Salter, R.B., Harris, W.R. : Injuries involving the epiphyseal plate. J Bone Joint Surg Am, 45 : 587-622, 1963

第9章 小児の足関節障害

02 第1ケーラー病，フライバーグ病（第2ケーラー病）
Köhler disease No.1, Freiberg disease（Köhler disease No.2）

頻度 ★★☆

症例❶ 6歳女児．右足を引きずる〔第1ケーラー病〕

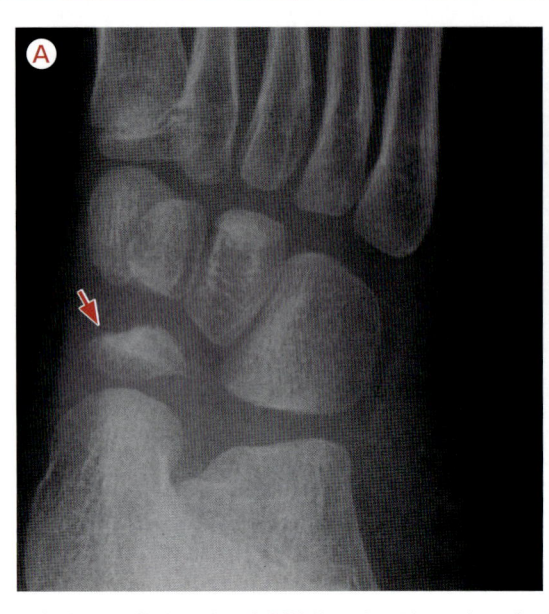

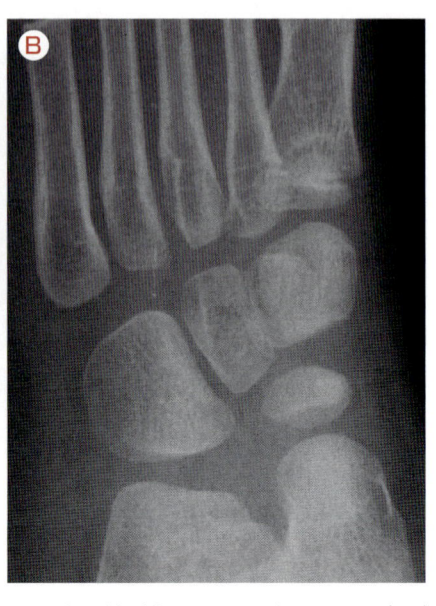

A）右足部単純X線写真斜位像：舟状骨の上縁が変形しており，骨硬化しているように見える（→）
B）左足部単純X線写真斜位像：左舟状骨の形状は保たれている（比較のために提示）

■ 原因・病因

　第1ケーラー病，フライバーグ病ともに無腐性骨壊死と呼ばれる，**原因不明の骨の壊死性変化**である．第1ケーラー病は3〜10歳頃の男児に多く舟状骨，フライバーグ病は若年女性に多く第2もしくは第3中足骨頭部の骨壊死である．フライバーグ病は第1ケーラー病の報告後に新たに発見されたため，第2ケーラー病とも呼ばれる．

　骨壊死の原因は，発見当時は血流の原因不明の途絶と説明されている（解剖学的にも舟状骨，第2中足骨頭部付近の血管構造は疎である）．フライバーグ病に関してはこれに加えて，微細な外傷が加わり，血流が疎であるゆえに治癒遅延し，このような変形を来すという説も挙げられている．また，第1ケーラー病に関しては，安静と免荷のみで後遺症がなく修復されるため，骨壊死というよりは正常変異ではないかという説もある．

■ 症状

　第1ケーラー病，フライバーグ病ともに，**局所の疼痛や腫脹，熱感**を伴う．第1ケーラー病では痛みが強くなると跛行になる．フライバーグ病の場合ではハイヒールや安全

症例❷ 20歳女性．第2趾の付け根の痛みあり〔フライバーグ病〕

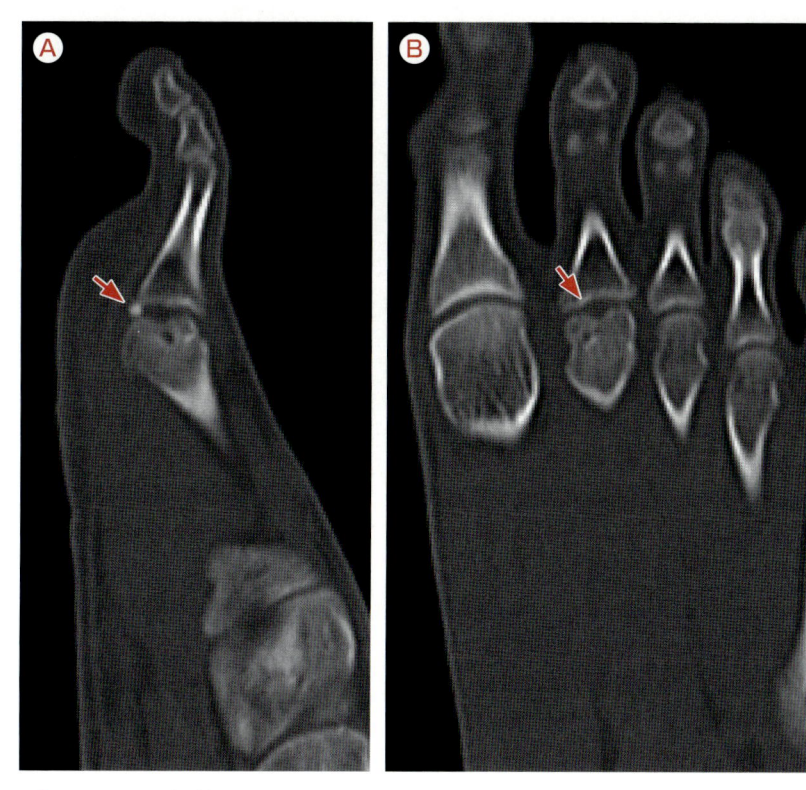

A）CT MPR矢状断像：第2中足骨頭部の陥凹と軟骨下嚢胞および関節遊離体を認める（→）
B）CT横断像：第2中足骨頭部中央部の陥凹，軟骨化嚢胞あり（→）．骨硬化性変化はなし．基節骨側の関節面は保たれている

靴などの使用で痛みが増悪する．

■ 画像所見

変形の有無は単純X線写真で診断可能である．
・第1ケーラー病では舟状骨が扁平化し骨濃度が上昇する．左右を比較してみるとよい．
・フライバーグ病は第2中足骨の扁平化，骨硬化性変化および骨棘や関節遊離体を認める（変形性関節症の所見に一致）．

■ 鑑別疾患

・第1ケーラー病：特になし．
・フライバーグ病：MTP関節に発生するモートン神経腫（p133）など．単純X線写真やMRIで鑑別は容易である．

▶▶▶ 撮影・読影の際，注意すること

1 第1ケーラー病では左右を比較して判断する

2 フライバーグ病は第2中足骨頭部の変形性関節症である．単純X線写真で扁平化を認める場合はフライバーグ病を考える

3 近年MRIでフライバーグ病に独特な変形性関節症の変化を来す前の所見をみることがある（骨端部骨折や骨髄浮腫が主体のもの）．この場合では骨壊死はないためフライバーグ病とは診断せず，MRIで認められる所見をかくこと

<参考文献>
- Freiberg, A. H.: Infraction of the second metatarsal bone; a typical injury. Surg Gynecol Obstet,19: 191-193, 1914
- Köhler, A.: Uber eine haufige, bisher anscheinend unbekannte erkrankung einzelner kindlicher knochen. Munchener Medizinische Wochenschrify,55: 1923-1925, 1908

03 シーバー病
Sever disease

第9章 小児の足関節障害　頻度 ★★★

> **症例❶** 11歳男児．踵の痛みあり

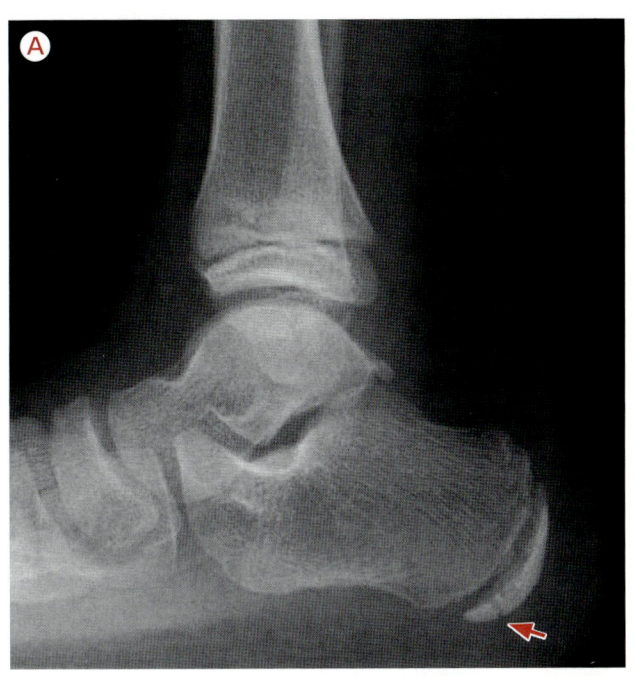

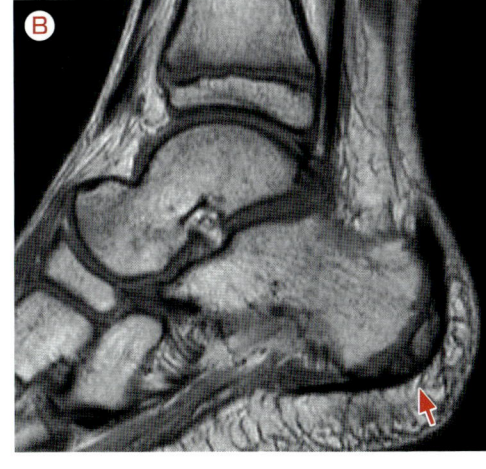

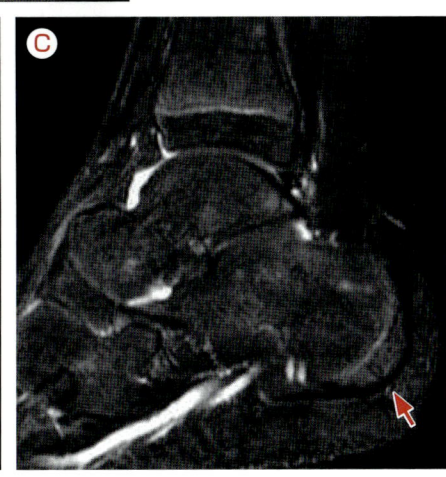

A) 単純X線写真側面像：踵骨後方骨端核の下部に透亮像があり，分節化している（→）

B) T1強調矢状断像：分節化している骨端核（→）を認める．骨端核は低信号を示しており骨髄浮腫を呈している

C) STIR矢状断像：骨髄浮腫は淡い高信号として認められる（→）．骨端線の拡大は認められない．heel padの信号上昇は認めない

■ 原因・病因

踵骨後方の原因不明の骨端症である．8〜13歳のスポーツを行う男児に多いことより，スポーツによる骨端核へのくり返しの衝撃やアキレス腱・足底筋膜の牽引によって痛みを起こすとされる．正常変異ではないかという説もある．

■ 症状

踵部の痛みである．運動時に増悪する．発赤はあることもないこともある．

■ 画像所見

単純X線写真では**踵骨後方骨端核の分節化**や**濃度上昇**，**扁平化**，**骨端線の拡大や不整**を認める．**左右を比較**するとわかりやすいが，症状のない踵骨の骨端核も分節化している場合もあり，判断に難渋することもある．

MRIでは踵骨後方骨端核の骨髄浮腫および分節化を認めることもあるが，異常所見のない場合もある．

■ 鑑別疾患

足底部脂肪織炎や足底筋膜炎（p54）などが鑑別に挙がる．どちらも成人に多い．MRIで鑑別可能．

▶▶▶ 撮影・読影の際，注意すること

1. 年齢，運動歴，痛む部位などで，シーバー病を疑うことは可能である
2. 左右を比較することが大切だが，比較しても診断できないこともある
3. 分節化していたとしても，必ずしも痛みを自覚するわけではない
4. MRIでは異常所見が出ないことも多い

＜参考文献＞
・Roth, P. B.: Apophysitis of Os Calcis. Proc R Soc Med, 12: 99-103, 1919

索引 Index

数字

1型糖尿病 — 91
2型糖尿病 — 91

欧文

A・B

Achilles peritendinitis — 51
Achilles tendinitis (tendinopathy) — 51
angioleiomyoma — 123
anterior talofibular ligament (ATFL) tear — 20
Anthonsen法 — 64
atheloma — 118
bare area — 89
blue spot — 125
bone invasion from soft tissue tumor — 114
brusitis — 85

C

calcaneal fracture — 63
calcaneo-navicular coalition — 151
calcaneofibular ligament (CF) tear — 23
calcium pyrohpsphate deposition disease (CPPD) — 94
Charcot関節 — 92
Chopart's fracture-dislocation — 67

D・E

diabetic foot — 91
dislocation of peroneus tendon — 47
disorder of os tibiale externum — 143
disorder of os trigonum — 143
enchondroma — 106
enthesopathy of Achilles tendon — 51
Essex-Lopresti分類 — 63

F・G

fallen fragment sign — 98
fibrous dysplasia — 108, 111
fibrous ridge — 47
first naviculocuneiform joint coalition — 151
fracture of metatarsal and phalanges bones — 72
Freiberg disease — 166
ganglion — 86, 118, 155
giant cell tumor of tendon sheath (GCTTS) — 138
glomus cutaneum — 124
glomus tumor — 123
gout — 94

H・I・J

hallux rigidus — 160
hallux valgus — 160
heel pad — 169
hemangioma — 121
intersection syndrome — 39
intersection syndrome of foot — 39
intraosseous lipoma — 109
ivory phalanges — 96
jogger foot — 40

K・L

Kager's fat pad — 50, 52
Köhler disease No.1 — 166
Köhler disease No.2 — 166
Lauge-Hansen分類 — 60
Lisfranc's fracture-dislocation — 69
loosening — 158

M・N

malignant nerve sheath tumor — 126
malleolar fracture — 60
master knot of Henry — 39
metastatic bone tumor — 114
Milgramの病期分類 — 110
Mönckeberg型石灰化 — 92
Morton's neuroma — 133
MTP関節 — 133
neurofibroma — 126
nidus — 104
nonossifying fibroma (NOF) — 116
NSAIDs — 104

O

os intermetatarseum — 140
os peroneum — 140
os peroneum障害 — 45
os tibiale externum — 140
os trigonum — 140
osteoarthritis of ankle joint — 157
osteochondroma — 100
osteoid osteoma — 103
osteomyelitis — 80
overhanging edge — 94

P・R

pencil-and-cup deformity — 96
Phemisterの三徴 — 83
pigmented villonodular synovitis (PVNS) — 135
pilon fracture — 57
plafond fracture — 57
plantar fasciitis — 54
plantar fibromatosis — 130
psoriatic arthritis (PsA) — 94
rheumatoid arthritis (RA) — 88
ring and arc — 107
rupture of Achilles tendon — 49

S

Salter-Harris分類 — 163
Sanders分類 — 63

schwannoma	126
septic arthritis	80
sesamoid disorder	146
Sever disease	169
solitary bone cyst (SBC)	98
stenosing tenosynovitis of flexor hallucis longus tendon (FHL)	37
stress fracture	74
subungal extostosis	112

T

talar body fracture	78
talocalcaneal coalition	151
tarsal tunnel syndrome	148
tear of anterior and posterior tibiofibular ligament	26
tear of bifurcate ligament	30
tear of Lisfranc ligament	32
tear of peroneus brevis tendon	42
tear of posterior tibial muscle tendon (PT)	34
tear of triangular ligament	28
tendinitis/tendinopathy of peroneus longus tendon	44
tendonitis/tendinosis of PT	34
tenosynovitis of PT	34
tillaux 骨折	164
Tinel 兆候	128, 133
triplane 骨折	164
tuberculosis arthritis/osteomyelitis	82

V・W

von Recklinghausen disease	126
Weber 分類	60

和文

あ

アキレス腱炎（腱症）	51
アキレス腱後部滑液包炎	86
アキレス腱周囲炎	51
アキレス腱周囲膜	50
アキレス腱断裂	49
アキレス腱付着部炎（付着部症）	51
悪性黒色腫	114
悪性神経鞘腫	126
アントンセン法	64

う・え

内がえし	20
内がえし強制	28
内がえし捻挫	30
壊疽	91

か

外脛骨	140
外脛骨障害	36, 143
外旋	26
外側種子骨	146
外側靭帯損傷	43
外転	26
外反強制	26
外反母趾	90, 160
潰瘍	91
滑液包	85
滑液包炎	85
滑膜	90
滑膜細胞	85
化膿性関節炎	80
化膿性股関節炎	80
化膿性骨髄炎	80
果部骨折	60
ガングリオン	86, 118, 155
関節炎	82, 96
関節遊離体	157, 167
関節リウマチ	88
乾癬	53, 95
乾癬性関節炎	90, 94

き・く

強剛母趾	160
狭窄性腱鞘炎	37
距骨体部骨折	78
距踵関節癒合症	78
距踵骨癒合症	151
グロームス腫瘍	123

け

脛骨天蓋部骨折	57
ゲタ骨折	43
結核性関節炎	82, 90
結核性骨髄炎	82, 90
血管腫	121
血管平滑筋	121, 124
血管平滑筋腫	123
腱炎	34
腱黄色腫症	53
腱症	34
腱鞘巨細胞腫	138
腱鞘炎	34, 37, 39

こ

後脛骨筋腱	141
後脛骨筋腱炎	34
後脛骨筋腱症	34
後脛骨筋腱鞘炎	34
後脛骨筋腱損傷	34
後脛腓靭帯損傷	26
交差部腱鞘炎	39
高尿酸血症	94
後方インピンジメント症候群	38, 143
絞扼性障害	133
絞扼性神経障害	133, 148
骨壊死	78, 146
骨化	117
骨間距踵靭帯	155
骨棘	94, 157, 162
骨浸潤	114
骨髄炎	82, 91, 160
骨端核	169
骨端症	170
骨端線損傷	163
骨内脂肪腫	109
骨軟骨腫	100
骨嚢腫	98
骨びらん	88

さ

載距突起	150, 151
三角骨	140
三角骨障害	143

三角靱帯損傷 — 28	足根管症候群 — 148	**は・ひ**
し	足根洞開口部 — 155	背屈 — 26
シーバー病 — 169	足根洞症候群 — 155	バニオン — 161
色素性絨毛性結節性滑膜炎 — 135	外がえし強制 — 28	パラテノン — 50
軸圧 — 33	**た・ち**	パンヌス — 89
趾骨骨折 — 72	第1ケーラー病 — 166	非骨化性線維腫 — 116
自己免疫疾患 — 89	第2ケーラー病 — 166	腓骨筋滑車 — 46
趾伸筋腱滑液包炎 — 87	脱臼 — 47, 67, 69	腓骨筋腱溝 — 44, 48
シャルコー関節 — 92	短管骨 — 107	腓骨筋腱脱臼 — 47
舟状第一楔状骨癒合症 — 151	単純性骨嚢腫 — 98	表皮嚢腫 — 120
種子骨炎 — 87	短腓骨筋腱損傷 — 42	疲労骨折 — 74
種子骨障害 — 146	中足骨 — 72	ピロリン酸カルシウム結晶沈着症 — 90, 94
シュル・ラ・ポワント — 37	長腓骨筋腱 — 142	**ふ〜ほ**
小趾MTP関節 — 89	長腓骨筋腱炎/腱症 — 44	フライバーグ病 — 166
踵骨棘 — 55	長母趾屈筋腱 — 141, 143	プロスタグランジンE2 — 104
踵骨後部滑液包炎 — 86	直達外力 — 63	粉瘤 — 118
踵骨骨折 — 50, 63	**つ〜と**	分裂種子骨 — 87
踵舟状骨癒合症 — 151	槌趾変形 — 133	閉塞性動脈硬化症 — 80
掌蹠膿疱症 — 53	痛風 — 90, 94	ベーラー角 — 64
踵腓靱帯損傷 — 23	土踏まず — 130	ヘモジデリン — 135, 139
静脈石 — 121	蔓状神経線維腫 — 126	変形性足関節症 — 157
踵立方関節 — 30	底屈 — 20	胼胝 — 161
ショパール関節 — 68	ティネル徴候 — 128, 133	扁平足 — 35
ショパール関節脱臼骨折 — 67	ティネル様徴候 — 148	蜂窩織炎 — 160
神経鞘腫 — 126	デュプイトレン拘縮 — 92	母趾IP関節 — 89
神経線維腫 — 126	転移性腫瘍 — 114	母趾MTP関節 — 82, 94
せ	糖尿病 — 80, 91, 160	**ま〜も・ゆ**
脆弱性骨折 — 74	糖尿病足 — 91	末梢神経障害 — 91
正常変異 — 170	**な〜の**	無腐性骨壊死 — 166
石灰化 — 101, 109	内側楔状骨 — 33	メンケベルク型石灰化 — 92
線維骨性トンネル — 38	内側種子骨 — 146	モートン神経腫 — 133
線維性骨異形成 — 108, 117	内側縦軸アーチ — 34	ゆりかご変形 — 92
前距腓靱帯損傷 — 20	内転 — 20	**り〜ろ**
前脛腓靱帯損傷 — 26	内軟骨腫 — 106	リスフラン関節 — 69, 71
そ	内反位 — 20	リスフラン関節脱臼骨折 — 69
爪下外骨腫 — 112	軟骨肉腫 — 102, 108	リスフラン靱帯損傷 — 32
足底筋膜 — 132	軟骨帽 — 101	立方骨トンネル — 44
足底筋膜炎 — 54	軟部悪性腫瘍からの骨浸潤 — 114	類骨骨腫 — 77, 103
足底腱膜炎 — 54	二分靱帯損傷 — 30	瘻孔 — 83
足底線維腫 — 130	捻挫 — 21, 23, 26	
足底部脂肪織炎 — 55	嚢胞性腫瘤 — 118, 152	
側方脱臼 — 88		
足根管 — 152		

◆ 著者プロフィール

小橋　由紋子（Yuko Kobashi）　東京歯科大学市川総合病院放射線科 講師

　1998年3月聖マリアンナ医科大学医学部卒業．同年5月聖マリアンナ医科大学放射線医学教室へ入局，研修医．2004年3月聖マリアンナ医科大学大学院修了（医学博士）．大学院を修了するまでは，もっぱら胆道系IVRを専門としていた．同年4月聖マリアンナ医科大学放射線医学教室助教．この時期より本格的に骨軟部画像診断の勉強を始める．2006年10月よりMassachusetts General Hospital 放射線科（Daniel Rosenthal教授に師事），Cleveland Clinic 放射線科（Murali Sundaram教授に師事）に留学．骨軟部腫瘍とスポーツ整形の画像診断を学ぶ．2007年4月同友会藤沢湘南台病院放射線科医長．2010年5月より東京慈恵会医科大学放射線医学講座入局，助教．2012年10月より東京歯科大学市川総合病院，助教．2013年4月より同大学病院の講師．

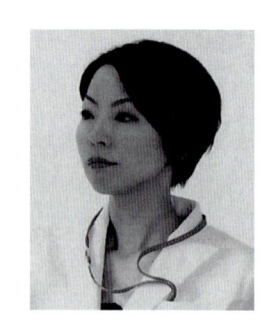

　専門は骨軟部画像診断，スポーツ整形外科の画像診断である．特に足関節・足部の画像診断に強い．

症例でわかる足関節・足部のMRI
すぐに役立つ撮り方・読み方のポイント

2014年 6月 1日　第1刷発行

著　者	小橋由紋子
発行人	一戸裕子
発行所	株式会社　羊　土　社
	〒101-0052
	東京都千代田区神田小川町2-5-1
	TEL　　03（5282）1211
	FAX　　03（5282）1212
	E-mail　eigyo@yodosha.co.jp
	URL　　http://www.yodosha.co.jp/
装　幀	株式会社イオック
印刷所	株式会社 加藤文明社

ⓒ YODOSHA CO., LTD. 2014
Printed in Japan

ISBN978-4-7581-1180-5

本書に掲載する著作物の複製権，上映権，譲渡権，公衆送信権（送信可能化権を含む）は（株）羊土社が保有します．
本書を無断で複製する行為（コピー，スキャン，デジタルデータ化など）は，著作権法上での限られた例外（「私的使用のための複製」など）を除き禁じられています．研究活動，診療を含み業務上使用する目的で上記の行為を行うことは大学，病院，企業などにおける内部的な利用であっても，私的使用には該当せず，違法です．また私的使用のためであっても，代行業者等の第三者に依頼して上記の行為を行うことは違法となります．

JCOPY ＜（社）出版者著作権管理機構 委託出版物＞
本書の無断複写は著作権法上での例外を除き禁じられています．複写される場合は，そのつど事前に，（社）出版者著作権管理機構（TEL 03-3513-6969，FAX 03-3513-6979，e-mail : info@jcopy.or.jp）の許諾を得てください．

羊土社のおすすめ書籍

決定版 頭部画像診断パーフェクト

310疾患で鉄壁の「診断力」を身につける！

土屋一洋, 前田正幸, 藤川 章／編

Common diseaseから稀な疾患まで310疾患を1,000点以上の画像で網羅．読影ポイントに加えて臨床面の関連事項やガイドライン，診断に役立つ最新情報も掲載．この1冊で頭部画像診断を極める！

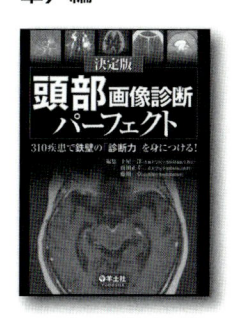

- 定価（本体9,800円＋税）
- B5判
- 622頁
- ISBN 978-4-7581-1173-7

正常画像と並べてわかるシリーズ
正常画像と並べてわかる 救急画像 改訂版

時間経過で理解する

清田和也, 清水敬樹／編

刻一刻と移り変わる病変画像と正常画像が見比べられる大好評アトラス．よく出会う疾患・押さえておきたい重要疾患を追加して待望の改訂！救急医療に携わるすべての医師に，また実践を控えた若手の勉強にもおすすめ！

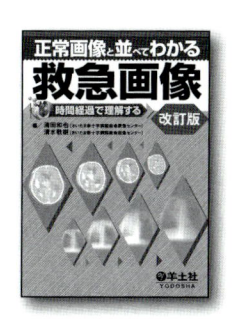

- 定価（本体3,500円＋税）
- A6判
- 303頁
- ISBN 978-4-7581-1175-1

できる！画像診断入門シリーズ

- 鑑別すべき疾患画像を並べて比較できる画期的シリーズ！
- 見開き2ページでエッセンスを凝縮して解説！
- 数百点の画像で，部位・疾患ごとの鑑別ポイントがわかる！

シリーズ監修／土屋一洋

胸部画像診断のここが鑑別ポイント 改訂版
酒井文和／編　定価（本体5,400円＋税）　B5判　277頁　ISBN978-4-7581-0774-7

頭部画像診断のここが鑑別ポイント 改訂版
土屋一洋, 大久保敏之／編　定価（本体5,400円＋税）　B5判　308頁　ISBN978-4-7581-0773-0

腹部・骨盤部画像診断のここが鑑別ポイント 改訂版
桑鶴良平／編　定価（本体5,400円＋税）　B5判　247頁　ISBN978-4-7581-0775-4

骨軟部画像診断のここが鑑別ポイント 改訂版
福田国彦／編　定価（本体5,400円＋税）　B5判　247頁　ISBN978-4-7581-0776-1

発行　羊土社 YODOSHA　〒101-0052　東京都千代田区神田小川町2-5-1　TEL 03(5282)1211　FAX 03(5282)1212
E-mail：eigyo@yodosha.co.jp
URL：http://www.yodosha.co.jp/
ご注文は最寄りの書店，または小社営業部まで

羊土社のおすすめ書籍

救急・当直で必ず役立つ！骨折の画像診断 改訂版

全身の骨折分類のシェーマと症例写真でわかる読影のポイント

福田国彦，丸毛啓史，小川武希／編

全身の代表的な骨折を網羅．豊富な症例写真と簡潔な解説で見るべきポイントがつかめ，基本的な撮像方法もしっかり身につく！購入者特典として本書掲載の「骨折の分類」の一覧をダウンロードできるので，診療中もサッと調べられる！

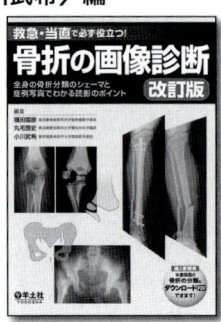

- 定価（本体 5,400円＋税）　■ B5判　■ 299頁
- ISBN 978-4-7581-1177-5

必ず診療に役立つ スポーツ傷害の画像診断

スポーツ傷害ならではの診断・撮影の基本と読影のポイント、治療方針の考え方と患者への上手な説明

帖佐悦男／編

スポーツ傷害の画像診断に強くなる！野球やラグビーなど、多様なスポーツによる全身の疾患画像が満載で、読影のコツとポイントがよくわかる！治療方針の考え方や、復帰を見据えた患者説明の要点も簡潔に解説！

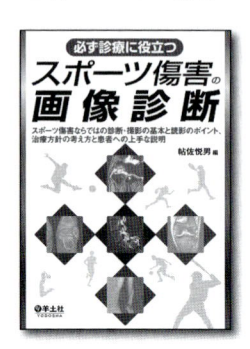

- 定価（本体 6,300円＋税）　■ B5判　■ 253頁
- ISBN 978-4-7581-1176-8

MRIに絶対強くなる撮像法のキホンQ&A

撮像法の適応や見分け方など日頃の疑問に答えます！

山田哲久／監修
扇　和之／編著

MRIにたくさんある撮像法，使い分けが知りたい！／この疾患にはCTとMRIどちらがよい？造影は必要？／T1強調画像とT2強調画像はどう見分ける？など，本当に知りたかった，実践で即役立つテーマが満載！

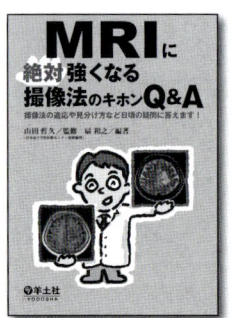

- 定価（本体 3,800円＋税）　■ A5判　■ 246頁
- ISBN 978-4-7581-1178-2

圧倒的画像数で診る！頭部疾患画像アトラス

典型例から応用例まで、2000画像で極める読影力！

土屋一洋，山田　惠，森　墾／編

疾患ごとに複数の典型例を掲載！バリエーション豊富な典型所見と鑑別所見で、実践的読影力が身につく！よく出会う95の頭部疾患を、充実の2,000画像で解説．多くの症例を見て読影力を上げたい方におすすめ！

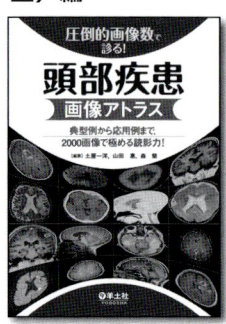

- 定価（本体 7,500円＋税）　■ B5判　■ 430頁
- ISBN 978-4-7581-1179-9

発行　羊土社 YODOSHA　〒101-0052　東京都千代田区神田小川町2-5-1　TEL 03(5282)1211　FAX 03(5282)1212
E-mail : eigyo@yodosha.co.jp
URL : http://www.yodosha.co.jp/

ご注文は最寄りの書店，または小社営業部まで